DOCTEUR VALNET
aromathérapie

Huiles essentielles

Le guide de l'aromathérapie

Sylvie Charier

Éditions marie claire

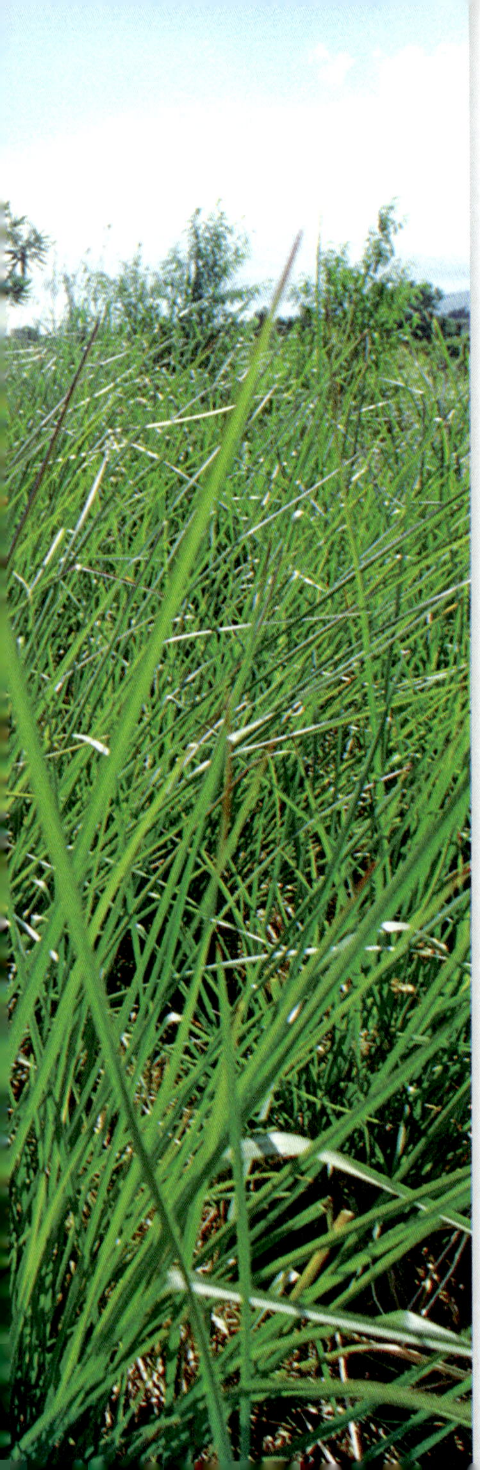

Liste des abréviations :
HE = huile essentielle
HV = huile végétale

Sommaire

Préface
du docteur Martine Bonnabel-Blaize
Pharmacien et spécialiste en phytothérapie et aromathérapie

C'est au sein de la pharmacie-herboristerie du Père Blaize, enseigne créée en 1815 par un de mes aïeux, que j'ai été initiée au pouvoir des plantes d'abord, puis quelques années plus tard à celui des huiles essentielles. Ce qui m'a permis, après une formation complémentaire en aromathérapie, d'élargir mon champ d'investigation, d'affiner mes préparations et de les doser de mieux en mieux, grâce notamment aux remarques que me faisait ma clientèle très fidèle, à la fois sur les effets, mais aussi sur les sensations éprouvées.

Aujourd'hui, les huiles essentielles ont le vent en poupe et de nombreux médecins spécialistes en aromathérapie les prescrivent à leur tour sous forme de préparations magistrales telles que gélules, suppositoires, sirops, pommades, gels, crèmes, ovules et sans oublier, bien sûr les huiles de massage. Elles sont utilisées dans de nombreux domaines et leurs propriétés pharmacologiques permettent ainsi de soigner de façon naturelle de nombreuses pathologies entre autres les affections dermatologiques, les affections ORL, les troubles gastro-intestinaux et les troubles urinaires.

Si l'automédication n'est pas recommandée et s'il est important d'avoir recours à un médecin aromathérapeute pour utiliser les huiles essentielles, surtout par voie interne compte tenu de leur hyperactivité, dans certains cas, on peut toutefois les utiliser soi-même. À condition, de respecter tous les principes de précaution :

- Ne pas oublier que les huiles essentielles sont insolubles dans l'eau et qu'on ne peut donc pas les ingérer dans un verre d'eau au risque d'irriter le pourtour de la bouche et de ne pas avaler la quantité nécessaire pour se soigner.
- Ne pas mettre directement une huile essentielle dans l'eau du bain, mais la dissoudre dans une base hydrodispersante afin de faciliter son emploi et d'optimiser son efficacité.

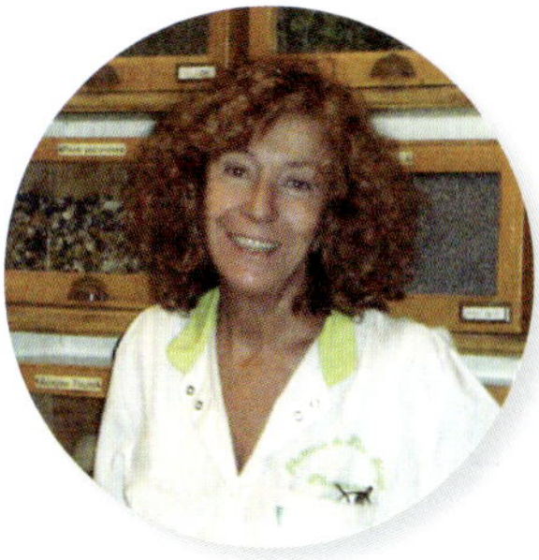

Martine Bonnabel-Blaize revendique haut et fort son titre de « pharmacien-herboriste » car elle dirige le *Père Blaize*, célèbre herboristerie marseillaise fondée en 1815 par son aïeul. Férue de plantes et d'huiles essentielles, elle prodigue ses conseils depuis bientôt 40 ans.

- Ne pas appliquer une huile essentielle pure sur la peau et les muqueuses, sauf exception.
- Les huiles essentielles sont déconseillées aux futures mamans et interdites pendant les quatre premiers mois de grossesse.
- Les huiles essentielles sont interdites par voie orale aux enfants de moins de 7 ans (sauf prescription médicale formelle).
- L'utilisation par voie externe doit impérativement respecter les proportions indiquées par le médecin ou le pharmacien.
- Il vaut mieux éviter de s'exposer au soleil après s'être massé avec une huile essentielle d'agrumes car ces dernières sont photosensibilisantes.

Autant de raisons qui expliquent le rôle clé des huiles végétales qui en facilitent l'usage et permettent leur pénétration par voie cutanée, tout en apportant à la peau des vitamines et des agents nourrissants très précieux en dermocosmétologie.
Il faut aussi savoir que même si la majorité des huiles essentielles est en vente libre, il est indispensable de se faire expliquer le mode d'emploi, la posologie et la voie d'absorption par un pharmacien avant toute utilisation.

Dix huiles essentielles ne peuvent être délivrées qu'en pharmacie : l'absinthe, l'armoise, le cèdre, l'hysope, la sauge, le thuya, la tanaisie, l'anis, la badiane et le fenouil. Les sept premières peuvent se révéler toxiques en cas de surdosage car elles contiennent des cétones qui, à forte dose, ont une action convulsivante. De leur côté, l'absinthe, la badiane, l'anis, le fenouil et l'hysope font l'objet d'une réglementation spécifique car elles contiennent de l'anéthol et ne sont délivrables que sur prescription médicale avec inscription sur ordonnancier.

Enfin, au risque de paraître pointilleuse, je préfère insister sur toutes ces mises en garde afin que l'aromathérapie soit une aide efficace pour toute la famille, sans risque de poser à leur tour un problème.

Une longue tradition

Quelques repères

En Chine, en Inde, au Moyen-Orient, en Grèce, en Amérique, en Afrique, en Égypte... Depuis des millénaires, les plantes aromatiques sont reconnues pour leurs formidables propriétés thérapeutiques.

• **Il y a 40 000 ans**, en Australie, les Aborigènes en utilisaient déjà certaines pour se soigner et connaissaient même la technique de la fumigation.

• **Un alambic en terre cuite vieux de 6 000 ans** a été découvert lors de fouilles réalisées au Pakistan.

• **Des inscriptions datant de 4 000 ans** en Mésopotamie et de 3 500 ans en Égypte montrent que les Perses et les Égyptiens maîtrisaient l'art de la distillation et connaissaient les vertus des plantes aromatiques et des huiles essentielles.

• **En Chine,** les plantes aromatiques et leurs essences faisaient partie des remèdes traditionnels. Dans son ouvrage de pharmacopée, Shen Nung Pen-Tsao Ching en décrit une centaine.

• **Dans la Bible,** on trouve plus d'une centaine de références aux substances aromatiques.

• **Les Grecs** se servaient aussi des « huiles à parfum » pour se soigner. Hippocrate (460-377 av. J.-C), père de la médecine, prescrit de grands feux de bois odoriférants et de plantes aromatiques.

• **D'après la légende,** Esculape, dieu romain de la médecine et de la chirurgie, aurait préconisé l'utilisation de fumigations de plantes à essence dont le romarin, le laurier, la sauge, la cannelle et le giroflier lors de la grande épidémie de peste.

• **Avicenne (980-1037)** serait l'inventeur de l'alambic, mais il faut attendre le XIIe siècle pour que les Croisés rapportent dans leurs malles l'alambic à la vapeur d'eau.

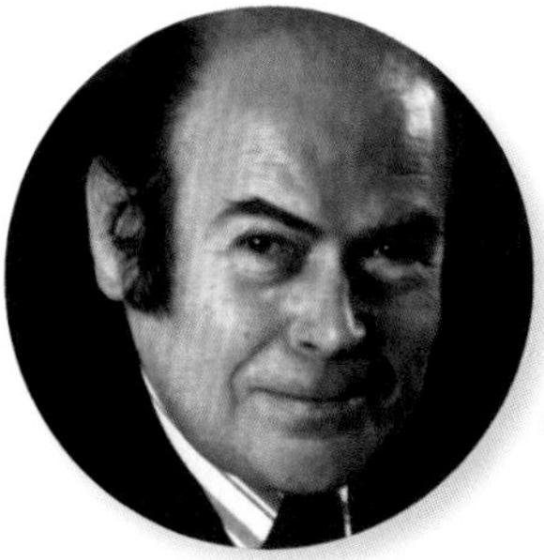

Considéré dans le monde entier comme l'un des plus grands spécialistes de la médecine par les plantes, le docteur Jean Valnet est le principal artisan du renouveau de la phytothérapie auprès des médecins et du grand public. Ses ouvrages qui font autorité sont diffusés dans le monde entier.

- **Au XVIe siècle,** le serpentin utilisé pour le refroidissement des vapeurs remplace les linges mouillés placés sur le chapiteau des alambics. Les huiles essentielles sont enfin utilisées et prescrites en tant que telles.

- **Au XIXe siècle,** l'avènement de la chimie organique permet de mieux connaître les huiles essentielles, leurs différents composants et leurs pouvoirs.

- **En 1918,** René-Maurice Gattefossé, chimiste et parfumeur, décide de se consacrer à l'étude des huiles essentielles après avoir constaté leur étonnant pouvoir cicatrisant sur une brûlure qu'il s'était faite à la main. Il « invente » le terme « aromathérapie » en 1928.

- **En 1964,** le docteur Jean Valnet relance l'usage médicinal des huiles essentielles. Après une brillante carrière comme médecin et chirurgien militaire, il décide dès 1959 d'exercer la médecine dans la société civile et de se consacrer à la pratique et à l'étude des thérapeutiques traditionnelles et naturelles, dont la phytothérapie et l'aromathérapie. Ainsi, dès le début des années soixante, il est le premier à proposer une posologie pour les huiles essentielles et à initier les médecins et le grand public à l'aromathérapie avec son premier livre *Aromathérapie – Traitement des maladies par les essences de plantes*. Fondateur de la première société d'études et de recherche en aromathérapie et phytothérapie et créateur du Collège de phyto-aromathérapie et de médecine de terrain de langue française, il préside et participe à de nombreux congrès et conférences. En 1973, il met au point le fameux aromatogramme en collaboration avec le docteur Girault. Il consacre sa vie à ses patients, tout en trouvant le temps d'écrire plusieurs livres et de participer à de nombreuses conférences. Avec comme souci permanent de faire partager son expérience pour « éveiller la conscience écologique des malades et des bien portants ».

L'aromathérapie et les huiles essentielles

Utilisée depuis la nuit des temps, l'aromathérapie qui signifie littéralement « le soin par les odeurs » désigne l'utilisation des huiles essentielles pour se soigner et, comme toute thérapie, relève d'un médecin phytothérapeute, seul habilité à établir un diagnostic et une prescription adaptée. Toutefois, même si l'automédication n'est pas recommandée, surtout par voie interne, on peut les utiliser soi-même dans la mesure où on respecte tous les principes de précaution, sans oublier de demander conseil à un pharmacien.

Ses grands principes

L'aromathérapie fait partie de ce que l'on appelle les « thérapies holistiques ». Ce qui signifie, en clair, que les huiles essentielles ont la capacité d'influencer et de modifier notre état, à la fois au niveau physique et psychique. Mais aussi, de l'avis de certains, au niveau spirituel dans le sens le plus large du terme.

Il faut distinguer :

- **L'aromathérapie symptomatique,** voie traditionnelle selon laquelle l'utilisation des huiles essentielles est en relation directe avec un symptôme ou une maladie.

- **L'aromathérapie de terrain,** dans laquelle l'homme est appréhendé dans sa globalité, comme en homéopathie. Ainsi, en 1971, les docteurs Jean Valnet et Maurice Girault ont mis au point l'aromatogramme, une méthode qui permet de mesurer le pouvoir antibactérien des huiles essentielles sur les germes prélevés sur le malade. Examen qui peut être comparé à l'antibiogramme dans lequel les antibiotiques sont remplacés par les huiles essentielles.

- **L'aromatologie,** quant à elle, désigne l'utilisation des huiles essentielles pour des soins de bien-être, en dehors de tout contexte médical : massages, bains, purification de l'air ambiant, hygiène et soins de la peau.

Les plantes aromatiques

Si le monde végétal compte environ 800 000 espèces de plantes différentes, environ 10 % d'entre elles fabriquent des substances odorantes et volatiles.
Ces plantes dites aromatiques contiennent des cellules spécifiques appelées « cellules sécrétrices » qui, comme leur nom l'indique, sécrètent une essence aromatique naturelle sous forme d'un liquide d'aspect huileux plus ou moins épais, volatil et odorant.
Selon les plantes, ces cellules peuvent être localisées dans différentes parties (sommités fleuries, fleurs, feuilles, fruits, graines, écorces, bois, racines...), tout en sachant que certaines plantes peuvent contenir des cellules sécrétrices situées dans diverses parties, ce qui leur permet ainsi de produire des essences aromatiques de compositions différentes.

Les huiles essentielles

Contrairement à ce que laisse supposer leur appellation, les huiles essentielles ne contiennent aucun corps gras et ne sont donc pas huileuses. Ce sont des mélanges assez complexes constitués de très nombreux composants (entre 50 et 250 et même davantage parfois), qui caractérisent le profil biochimique (appelé chémotype).
Concentrées en principes actifs, les huiles essentielles sont toutes (à des degrés divers) antiseptiques, antimicrobiennes, anti-infectieuses, bactéricides, antibiotiques, antifongiques, antiparasitaires, vermifuges, revitalisantes et régulatrices du système nerveux.
Mais bon nombre d'entre elles sont aussi dotées de propriétés spécifiques notamment anti-inflammatoires, antirhumatismales, circulatoires, hyper- ou hypotensives, antispasmodiques, hormonales, stomachiques, hépato-vésiculaires, cicatrisantes, tonifiantes, etc.

Bon à savoir Les propriétés d'une huile essentielle ne sont pas systématiquement celles de la plante dont elle est issue, et réciproquement la plante ne possède pas forcément celles de l'huile essentielle correspondante.

L'intérêt des huiles essentielles bio

Des études* ont démontré que les pesticides sont en grande partie entraînés par la vapeur d'eau lors de la distillation et qu'ils se concentrent dans l'huile essentielle.
Conséquence : les huiles essentielles non bio peuvent contenir des résidus de pesticides en quantités importantes.
De leur côté, les huiles essentielles issues de l'agriculture biologique et bénéficiant du label officiel AB sont certifiées issues de plantes cultivées sans produits chimiques de synthèse et extraites sans utilisation de produits chimiques. Elles ne sont donc pas altérées par les résidus de pesticides et autres engrais chimiques.

* études menées en Allemagne par le professeur Heinz Schilcher, vice-président du Comité Scientifique « Phytothérapie, Commission E ».

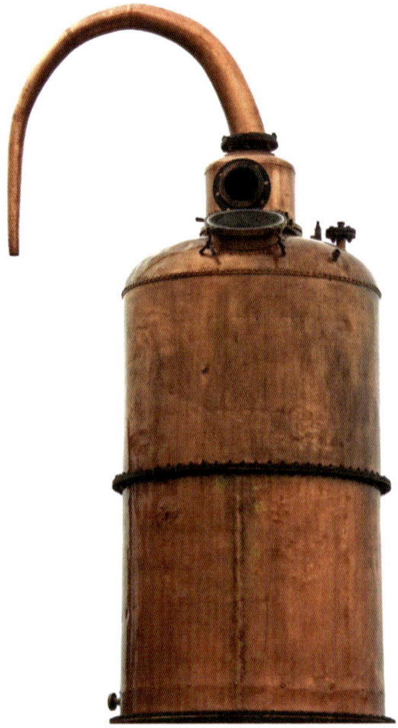

Les méthodes d'extraction des huiles essentielles

Plusieurs techniques existent pour extraire les essences contenues dans les plantes aromatiques : la distillation ou entraînement à la vapeur d'eau, la distillation à sec, l'expression mécanique, l'enfleurage et l'extraction au solvant… La distillation à la vapeur d'eau et l'expression à froid sans solvant sont les seules techniques acceptées par la pharmacopée pour les huiles essentielles destinées à un usage en aromathérapie. La raison : ces modes d'extraction permettent d'obtenir une huile essentielle pure, et surtout de respecter sa composition chimique et donc ses principes actifs, sans altérer sa qualité. L'enfleurage et l'extraction sont utilisés pour obtenir des essences destinées à l'industrie de la parfumerie.

La distillation à la vapeur d'eau

Utilisé depuis la plus haute Antiquité, ce procédé, tel qu'il est pratiqué aujourd'hui, a été mis au point par les Arabes à la fin du VIIe siècle.
On peut l'utiliser pour les sommités fleuries, les fleurs, les feuilles, les rameaux feuillus, les écorces et copeaux de bois, les baies et autres parties de plantes aromatiques.

• Le principe

Les plantes sont placées dans la cuve d'un alambic, sur une plaque percée placée au-dessus de l'arrivée de la vapeur d'eau. Celle-ci traverse la plante et fait éclater la paroi des cellules végétales qui contiennent l'huile essentielle qui se vaporise sous l'effet de la chaleur.
Le mélange composé de la vapeur d'eau et de l'huile essentielle vaporisée se dirige par le col de cygne vers un serpentin réfrigérant dans lequel il se refroidit pour se condenser sous forme liquide. À la sortie du refroidisseur, le distillat (eau + huile essentielle) est recueilli dans l'essencier appelé aussi « vase florentin » dans lequel va s'opérer la séparation de l'eau et de l'huile essentielle par décantation. Les deux liquides étant de densité différente et donc non miscibles, cette opération se fait naturellement. L'eau de distillation, appelée « hydrolat », peut être utilisée en cosmétique ou dans le domaine alimentaire.

Bon à savoir Seule la distillation par entraînement de la vapeur d'eau à basse pression (entre 0,05 et 0,010 bar et pas plus de 100 °C) respecte au mieux les composants des huiles essentielles.

Essence ou huile essentielle ?

L'appellation la plus ancienne est « essence » et la plus récente, « huile essentielle ».
On appelle essence aromatique, le liquide volatil et odorant sécrété par les plantes aromatiques, et stocké selon les cas dans les fleurs, les feuilles ou bien encore dans les zestes.
L'essence aromatique extraite de la plante par distillation ou par expression doit être dénommée « huile essentielle », terme défini par la pharmacopée européenne comme « produit de composition généralement assez complexe, renfermant des produits volatils contenus dans les végétaux plus ou moins modifiés au cours de la préparation ».

L'expression mécanique à froid

Née en Sicile et en Calabre, cette technique très simple et très ancienne est réservée à l'extraction de l'huile essentielle contenue dans les zestes d'agrumes (bergamote, cédrat, citron, mandarine, orange douce, orange amère et pamplemousse).

• Le principe

Faire éclater mécaniquement les « poches à essence » contenues dans les zestes frais des fruits pour extraire et recueillir l'huile essentielle. Une opération qui peut se faire soit par compression, soit par abrasion.
En raison de leur extraction mécanique à froid, les huiles essentielles d'agrumes contiennent en plus des cires et d'autres principes actifs non volatils (notamment des caroténoïdes et des flavonoïdes dotés d'une action antioxydante).
Après l'extraction, la centrifugation et/ou la filtration éliminent les débris végétaux, puis la décantation sépare l'eau d'entraînement.

L'aromathérapie et les huiles essentielles (suite)

Bon à savoir Ces opérations strictement physiques ne modifient pas la nature des huiles essentielles, contrairement à d'autres procédés (comme par exemple la rectification, la déterpénation et l'élimination d'un composant particulier).

Comment bien utiliser les huiles essentielles

Elles peuvent être administrées de différentes façons et à des doses spécifiques à respecter.

• Voie cutanée

C'est la méthode la plus connue et la plus courante tant pour se soigner que pour le bien-être, le plaisir et la beauté.

En massage et application Mélangez en moyenne entre 50 et 100 gouttes d'huile essentielle pour 100 ml d'huile végétale. Par précaution, faites un test au niveau du coude pour vérifier que vous ne faites pas d'allergie.

Dans le bain toujours précédé d'une douche pour vous laver. Les huiles essentielles n'étant pas solubles dans l'eau, diluez environ 20 gouttes dans une cuillère à soupe de base neutre pour le bain. Le bénéfice est double : les pores de la peau se dilatant sous l'effet de la chaleur, les actifs pénètrent encore plus rapidement, tandis que les vapeurs dégagées apaisent l'esprit. Remplissez la baignoire aux deux tiers, versez le mélange et remuez l'eau pour le disperser. N'excédez pas 38 °.

En soin de beauté Versez 1 ou 2 gouttes dans une noisette de votre crème, votre lait ou dans une noix de votre shampoing habituel.

Bon à savoir L'huile essentielle traverse la peau, passe dans la circulation sanguine par le biais des capillaires et des veines au niveau du derme et de l'hypoderme, puis se diffuse rapidement dans l'organisme.

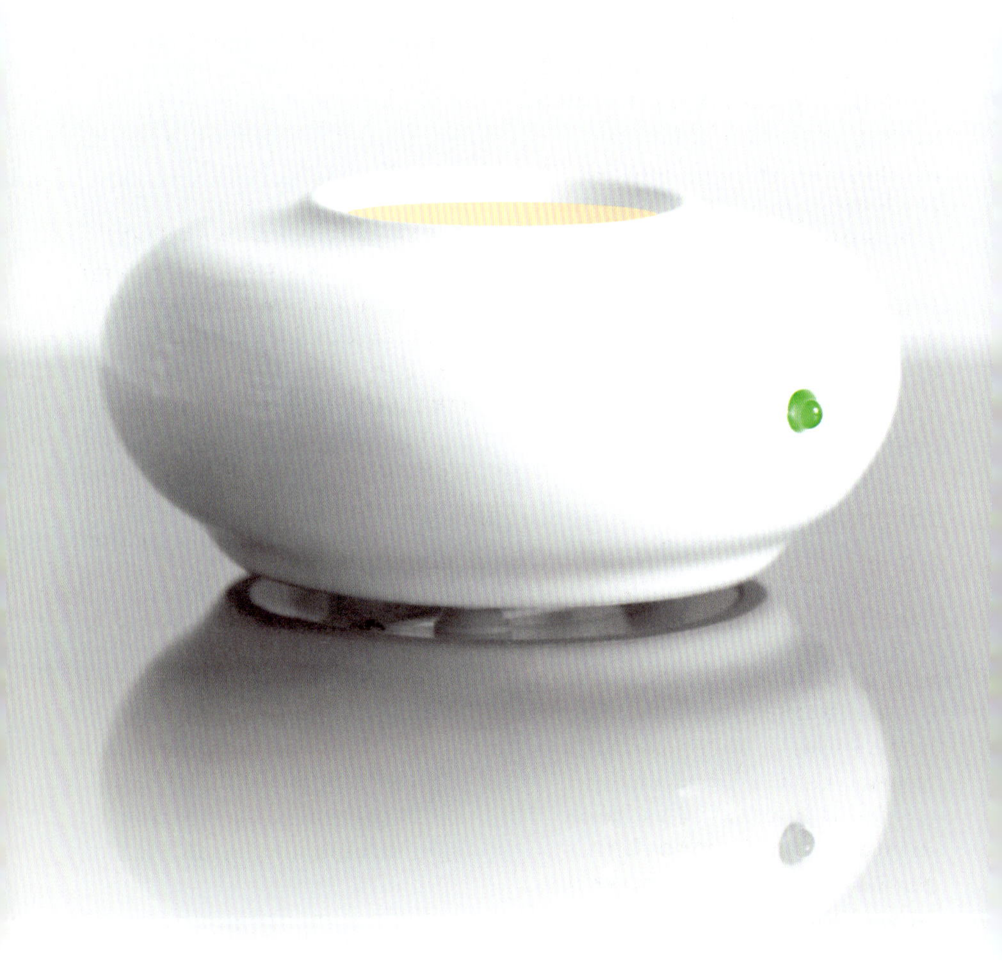

L'aromathérapie et les huiles essentielles (suite)

• **Voie orale**
L'usage interne des huiles essentielles se fait de préférence sur prescription médicale ou avec le conseil d'un pharmacien. Toutefois, on peut les utiliser soi-même en respectant scrupuleusement les dosages indiqués (1 à 5 gouttes maximum, par 24 heures, diluées dans un peu de miel ou sur un morceau de sucre), et sur une courte durée.

• **Inhalation humide**
Versez quelques gouttes dans de l'eau très chaude et respirez les vapeurs qui s'en dégagent. Idéal pour libérer les voies respiratoires.

• **Inhalation sèche**
Versez 2 ou 3 gouttes sur un mouchoir, respirez et répétez plusieurs fois dans la journée.

• **Diffusion atmosphérique**
Quelques gouttes d'une ou plusieurs huiles essentielles pures suffisent. Attention, certaines ne s'utilisent pas car elles sont irritantes ou toxiques pour les muqueuses. Elle se fait de façon plutôt discontinue (par tranches de 20 à 30 min) avec un diffuseur électrique.

Précaution

L'utilisation des huiles essentielles est déconseillée aux femmes enceintes, aux femmes qui allaitent, aux enfants, et aux peaux sensibles et allergiques à l'un de leurs composants.
Certaines huiles essentielles peuvent aussi être déconseillées aux personnes souffrant d'une pathologie particulière. D'où l'importance de toujours demander l'avis d'un médecin ou d'un pharmacien, même pour une application par voie topique.
Évitez le contact avec les muqueuses.

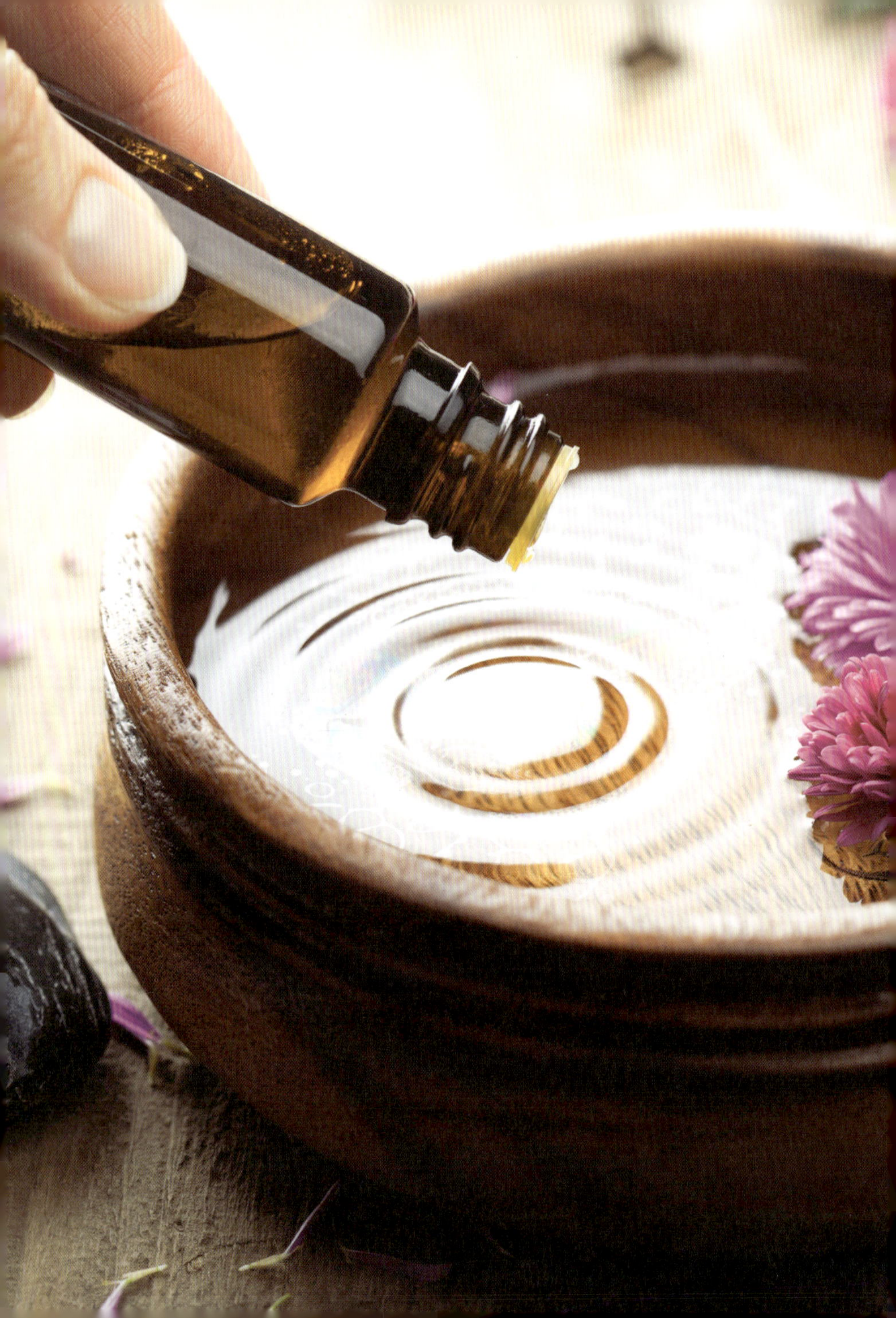

Les huiles végétales vierges de support

Obtenues par première pression à froid de graines ou de fruits de plantes diverses, issues de préférence de l'agriculture biologique, les huiles végétales sont dotées d'une grande affinité avec la peau dans laquelle elles pénètrent très facilement. Elles permettent de diluer les huiles essentielles pour faciliter et optimiser leur pénétration à travers ses différentes couches, mais aussi d'atténuer le côté irritant de certaines d'entre elles.

Bon à savoir Leur durée de vie est relativement courte. En moyenne, et sauf exception, entre 6 et 12 mois.

L'huile d'amande douce (Prunus amygdalus var. dulcis)

Riche en acides gras essentiels (oméga 6) et en vitamines A, D et E, elle est adoucissante, hydratante, assouplissante, nourrissante, antioxydante mais aussi démaquillante. Elle permet de restaurer le film hydrolipidique de la peau, favorise la cicatrisation, apaise les démangeaisons, les irritations et les inflammations cutanées. Elle convient à tous les types de peaux, y compris celle des bébés.

L'huile végétale d'argan (Argania spinosa L.)

Riche en acides gras essentiels (oméga 6 et oméga 9) et en vitamine E, elle est régénératrice, restructurante, hydratante, assouplissante et réparatrice. Dotée d'une action anti-rides, elle est réputée pour son efficacité contre le vieillissement cutané et, en prévention, contre les vergetures. Elle est recommandée aux peaux matures, sèches et sensibles. Enfin, elle est nourrissante et fortifiante pour les cheveux secs et cassants.

L'huile végétale d'avocat (Persea americana)

Riche en acides gras essentiels (oméga 6 et oméga 9) et en vitamine E, elle est assouplissante, régénérante, tonifiante et cicatrisante. Respectueuse de la structure de l'épiderme, elle fait bouclier contre les agressions extérieures et protège la peau contre le vieillissement prématuré. Elle est recommandée aux peaux sèches, fragiles et délipidées, et convient à la peau des bébés. Elle peut être utilisée pour les cheveux secs, fragiles et abîmés.

L'huile végétale de bourrache (Borrago officinalis)

Riche en acide gras essentiels (oméga 6 dont l'acide gamma-linolénique), elle est apaisante, régénérante et hydratante. Elle nourrit les cellules du derme, régénère et assouplit l'épiderme tout en maintenant son hydratation. Elle est recommandée aux peaux déshydratées, atopiques, matures et ridées. Très fragile, elle doit être tenue à l'abri de la chaleur et de la lumière.

L'huile végétale de calophylle inophyle (Calophyllum inophyllum)

Riche en acides gras essentiels (oméga 6), elle est anti-inflammatoire, désinfectante, cicatrisante, vitalisante, protectrice et stimulante pour la circulation sanguine.
Légèrement antalgique, elle permet également de réduire les douleurs musculaires et articulaires.
Elle est destinée aux peaux sèches et déshydratées, mais aussi en cas d'affections cutanées.

L'huile végétale de camélia (Camelia sinensis)

Riche en acides gras essentiels (oméga 6 et oméga 9), elle est adoucissante, assouplissante, revitalisante, anti-radicalaire et anti-âge.
Elle permet de nourrir la peau en profondeur et de maintenir son système naturel d'hydratation.
Elle est particulièrement recommandée aux peaux sèches, dévitalisées, fatiguées, manquant de tonus, fragiles ou agressées par le vent et le froid.
Elle peut être utilisée pour préserver la beauté des ongles et des mains, mais également des cheveux secs ou dévitalisés.

Les huiles végétales vierges de support (suite)

L'huile végétale de germe de blé (Triticum vulgare)

Riche en acides gras essentiels (oméga 6 et oméga 9) et en vitamines A, D, E et K, elle a une grande capacité de pénétration dans la peau.
Elle est régénérante, réparatrice et antioxydante. Elle régénère les tissus, protège la peau contre les agressions extérieures et prévient le vieillissement cutané. Elle est recommandée aux peaux fatiguées, sensibles et ridées.
Elle permet aussi de fortifier et de réparer les cheveux sensibilisés.

L'huile végétale de jojoba (Simmondsia chinensis)

Cette cire liquide unique en son genre est riche en ester d'acide gras et en alcool gras. Non grasse, elle est restructurante, adoucissante, nourrissante, cicatrisante et anti-inflammatoire. Grâce à sa structure proche de celle du sébum et à son effet occlusif, elle protège et préserve la qualité du film hydrolipidique et évite la déshydratation. Elle est recommandée aux peaux sèches et matures, mais aussi aux peaux grasses car elle freine et régule les sécrétions sébacées. C'est aussi un très bon soin pour les cheveux.

L'huile végétale de macadamia (Macadamia integrifolia)

Riche en acides gras (oméga 9 dont l'acide palmitoléique), elle est hydratante, adoucissante, régénérante et antioxydante. Elle tonifie l'épiderme, renforce le film hydrolipidique, protège les cellules de l'oxydation et prévient ainsi le vieillissement cutané. Sa composition, proche de celle du sébum de la peau, optimise sa pénétration. Elle est recommandée à tous les types de peaux, y compris les plus sèches et les plus fragiles.

Le macérat huileux de millepertuis (Hypericum perforatum)

Composé d'un macérât huileux de fleurs de millepertuis dans de l'huile d'olive, il est riche en acides gras essentiels (oméga 6) et en vitamines A, D, E et K. Adoucissant, anti-inflammatoire, apaisant et cicatrisant, il soigne les brûlures légères, apaise les coups de soleil et les irritations, y compris l'érythème fessier du nourrisson. Il calme les douleurs musculaires et rhumatismales. Il est recommandé aux peaux fragilisées.

L'huile végétale de noisette (Corylus avellana)

Riche en acides gras essentiels (oméga 6 et oméga 9) et en vitamine E, elle est hydratante, adoucissante, assouplissante, régénérante, cicatrisante et antioxydante. Elle permet de rendre à la peau son élasticité et de combattre les vergetures récentes, mais aussi de réguler la sécrétion du sébum. Elle est également recommandée aux peaux mixtes et grasses.

L'huile de noyau d'abricot (Prunus armeniaca)

Riche en acides gras essentiels (oméga 6 et oméga 9) et en vitamines A et E, elle est régénératrice, adoucissante, nourrissante et protectrice du film hydrolipidique. Elle est recommandée aux peaux sèches, fatiguées, ternes et ridées et convient aux peaux des bébés.

L'huile végétale d'olive (Olea europaea)

Riche en acides gras essentiels (oméga 6), en vitamines A, D, E et K, elle est réputée pour ses propriétés cicatrisantes et réparatrices. Elle est recommandée pour les soins du corps, des ongles fragilisés et cassants et des cheveux sensibilisés, secs, avec pointes dédoublées.

L'huile végétale d'onagre (Oenothera biennis)

Riche en acides gras essentiels (oméga 6) et en vitamine E, elle est adoucissante, régénérante, revitalisante, antioxydante et anti-rides. Elle prévient la déshydratation intracellulaire, favorise l'équilibre en eau de la peau, nourrit les cellules du derme. Elle permet de prévenir et de combattre le vieillissement cutané. Elle est recommandée aux peaux sèches, sensibles, fatiguées et aux peaux matures et ridées.

Les huiles végétales vierges de support (suite)

L'huile végétale de pépins de raisin (Vitis vinifera)

Riche en acides gras essentiels (oméga 6) et en vitamine E, elle est adoucissante, nourrissante, restructurante, émolliente et antioxydante. Filmogène, elle préserve et restaure le film hydrolipidique de la peau. Elle est recommandée aux peaux sèches, fragilisées et matures.

L'huile végétale de rose musquée du Chili (Rosa mosqueta ou R. rubiginosa)

Riche en acides gras essentiels (oméga 3 et oméga 6), elle est antioxydante, cicatrisante, régénérante et réparatrice. Elle prévient l'apparition des taches et des rides et combat le vieillissement cutané. Elle est préconisée contre les brûlures et les cicatrices et pour traiter les vergetures récentes. Elle est recommandée à tous les types de peaux, sauf en cas d'acné.

L'huile végétale de sésame (Sesamum indicum)

Riche en acides gras essentiels (oméga 6 et oméga 9), elle est revitalisante, nourrissante, assouplissante et antioxydante. Elle régénère l'épiderme, prévient et répare le dessèchement de la peau. Elle est recommandée aux peaux fatiguées, sèches, irritées et atopiques. Elle est aussi fortifiante pour les cheveux et les ongles.

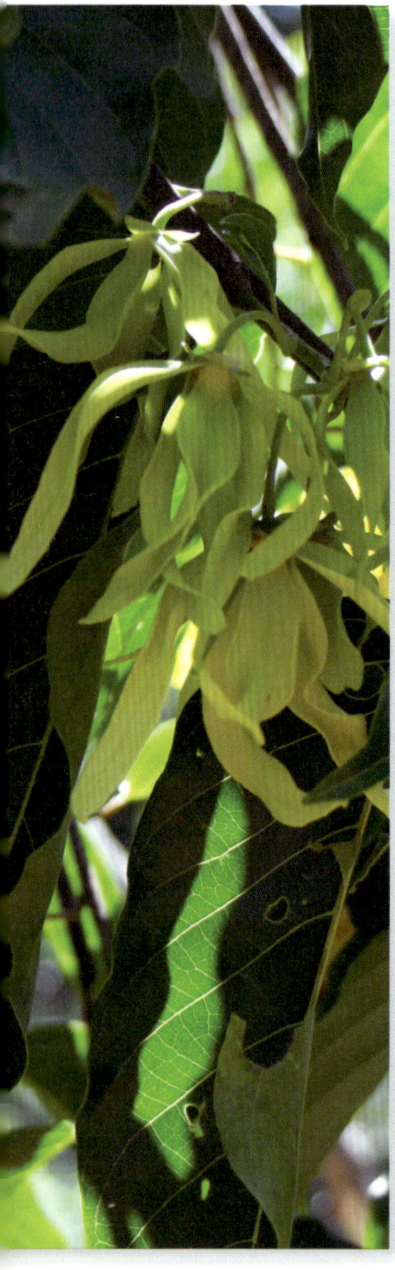

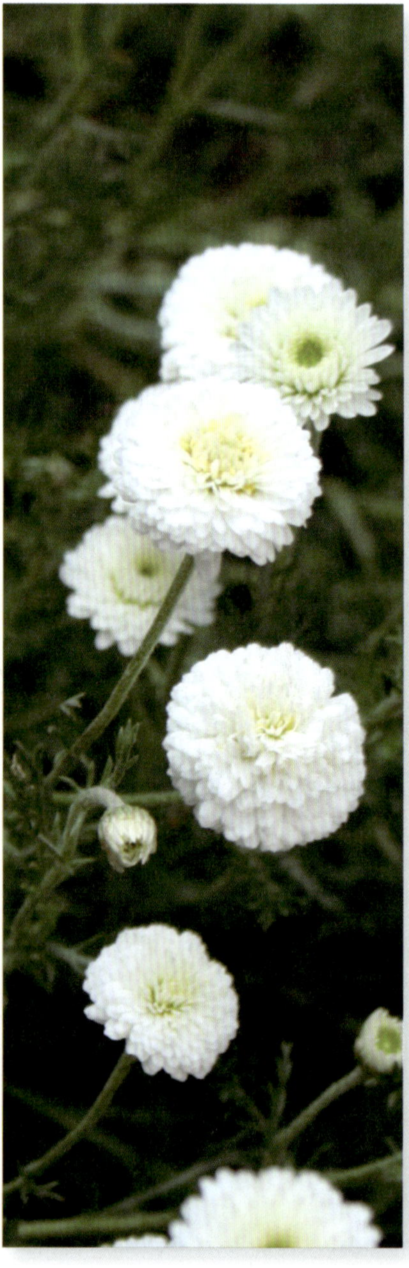

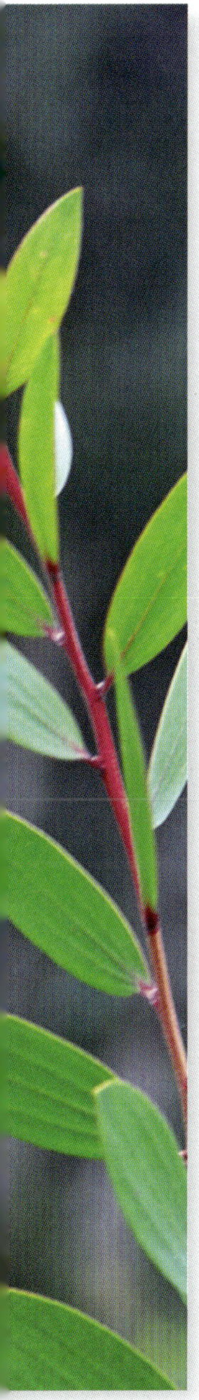
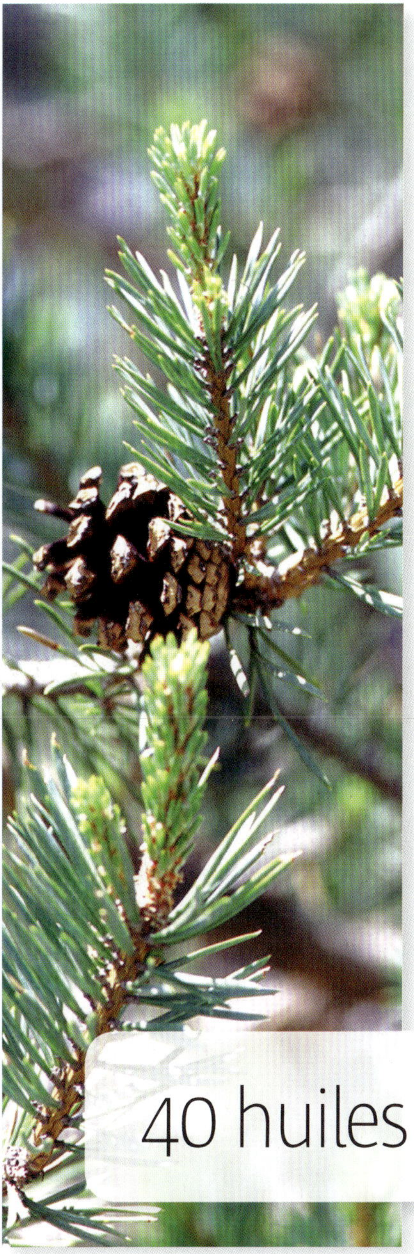
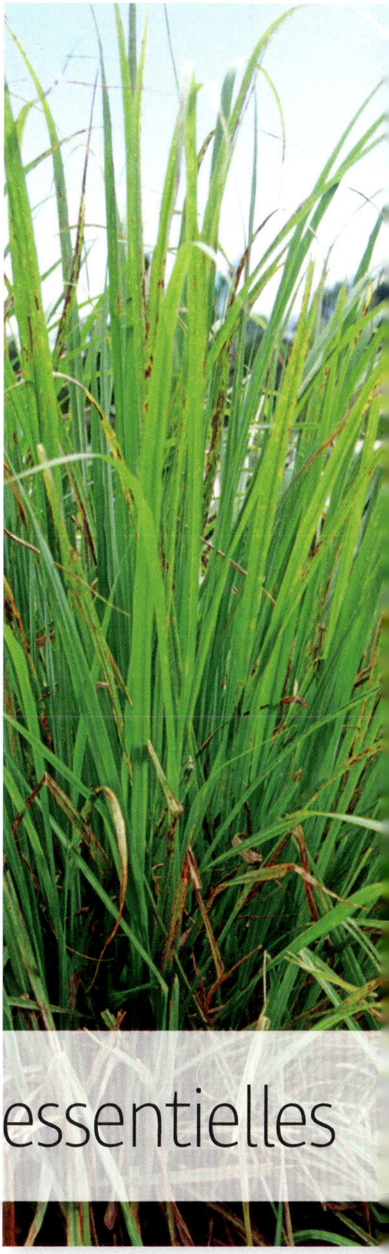

40 huiles essentielles

Arbre à thé (ou tea tree)

Melaleuca alternifolia - *Partie utilisée : les feuilles*

PROPRIÉTÉS

Elle est antivirale, antimycosique, antiparasitaire, anti-inflammatoire, antioxydante, antiseptique, bactéricide, cicatrisante, immunostimulante et radioprotectrice.

INDICATIONS

Elle est recommandée pour traiter les **infections d'origine bactérienne ou virale** (bouton de fièvre, angine, sinusite, maux de gorge, bronchite, grippe, otite), **urinaires** (cystites), **vaginales** (vaginites) et **buccales** (gingivites, aphtes).

Elle est aussi utilisée pour les **problèmes cutanés et dermatologiques** (acné, abcès, herpès, mycoses, piqûres d'insectes, psoriasis), pour les **soins de la peau et des cheveux gras**, et pour renforcer l'**hygiène buccale.**

Originaire du nord-ouest de l'Australie, l'arbre à thé, touffu et toujours vert, donne des fleurs parfumées et des fruits en forme de petites capsules.

Recettes

Boutons d'acné Appliquez 1 goutte d'HE d'arbre à thé localement sur chaque bouton, 3 fois par jour, jusqu'à amélioration.

Infections respiratoires et maux de gorge Diluez 4 gouttes d'HE d'arbre à thé dans 5 ml d'HV de macadamia ou d'amande douce. Massez-vous le sternum et la poitrine 3 fois par jour jusqu'à guérison.

Nez bouché Versez sur un mouchoir 2 ou 3 gouttes d'HE d'arbre à thé, de pin sylvestre et d'eucalyptus mentholé. Respirez profondément pendant quelques minutes 2 ou 3 fois par jour.

État grippal Versez quelques gouttes d'HE d'arbre à thé dans un bol d'eau très chaude, inhalez 10 min environ, la tête recouverte d'une serviette-éponge, jusqu'à ce que l'eau soit tiède. À faire une fois par jour.

Apthes Déposez 1 goutte d'HE d'arbre à thé et de laurier noble localement, à l'aide d'un coton-tige jusqu'à 6 fois par jour.

Shampoing anti-poux Versez 10 gouttes d'HE d'arbre à thé et de lavande vraie dans votre flacon de shampoing. Secouez pour mélanger et utilisez quotidiennement pendant une semaine.

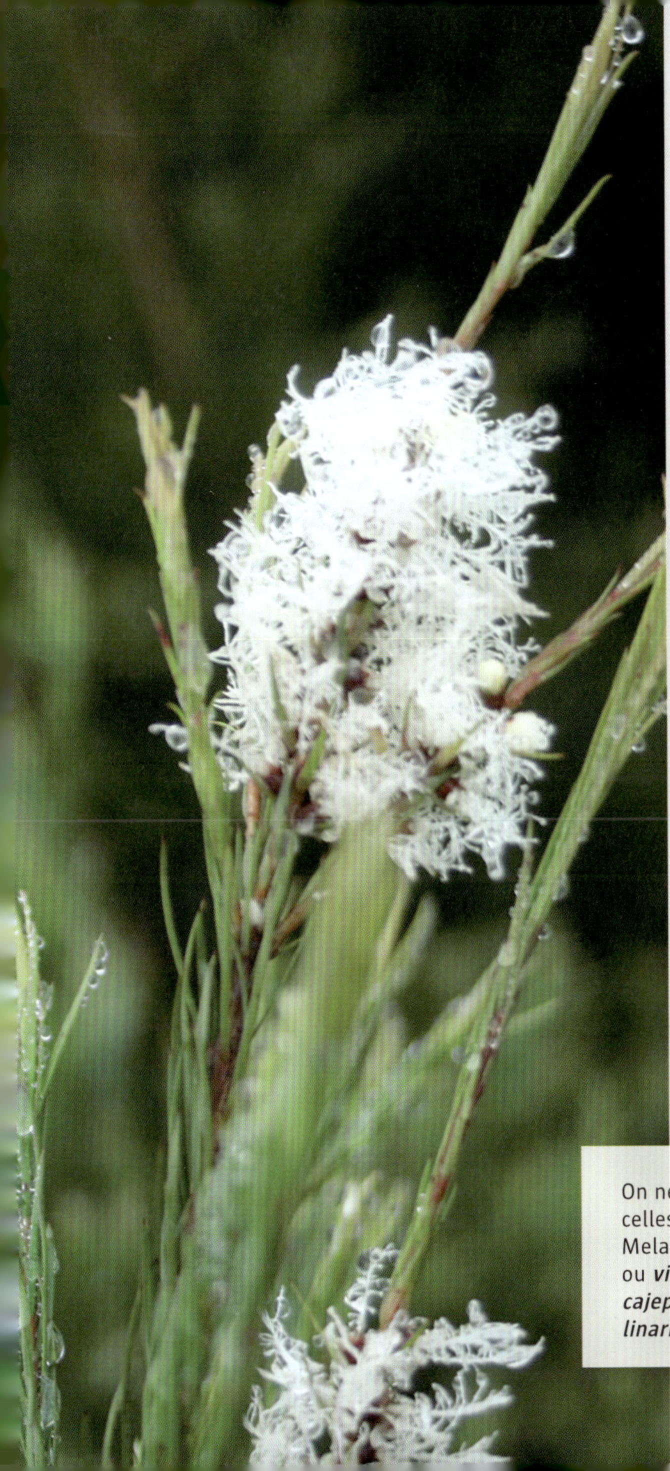

Procédé : distillation
Famille : Myrtacées

MODE D'UTILISATION

Voie orale diluée et toujours sur avis médical.

Voie cutanée diluée à 5 % maxi, en application locale, friction, massage et onction.

SYNERGIE

Elle peut être mélangée avec de l'HE de citron, de mandarine, de cyprès, de géranium rosat, de niaouli, de petitgrain, de bergamote, de menthe poivrée, de ravintsara...

On ne doit pas la confondre avec celles des autres espèces de Melaleuca: ***Melaleuca quinquenervia*** ou ***viridifolia*** (niaouli), ***Melaleuca cajeputii*** (cajeput) et ***Melaleuca linariifolia*** (à feuilles linéaires).

Basilic commun

Ocinum basilicum - *Parties utilisées : feuilles et fleurs*

PROPRIÉTÉS

Elle est tonique, mais aussi antiseptique intestinal, anti-inflammatoire, antibactérienne, antispasmodique, calmante et cicatrisante.

INDICATIONS

Elle favorise la **cicatrisation**, calme les **troubles digestifs** (aérophagie et ballonnements), apaise les **maux d'estomac** (gastrites et ulcères), les **douleurs de règles** et les **nausées.**

Elle est aussi recommandée en cas de **troubles nerveux**, de **surmenage intellectuel**, d'**irritabilité, d'anxiété**, d'**insomnies** et de **migraines.**

Elle permet également de soulager les **spasmes musculaires** et les **piqûres de moustique.**

Originaire d'Inde, le basilic a vu sa culture s'étendre à l'Asie, puis à l'Égypte et enfin dans toute l'Europe. Il appartient à une famille de plus de 100 variétés.

Recettes

Haleine fraîche Versez 1 goutte d'HE de basilic commun dans un peu d'eau et faites un gargarisme, surtout sans avaler.

Insomnies Mélangez 5 gouttes d'HE de basilic commun et 6 gouttes d'HE d'orange douce dans 2 cuil. à soupe d'HV d'amande douce ou de noyau d'abricot, puis massez doucement les zones de tensions pendant quelques minutes avant de vous coucher.

Coup de fatigue Déposez 3 gouttes d'HE de basilic commun sur un mouchoir et respirez profondément plusieurs fois dans la journée.

Digestion difficile Versez 1 goutte d'HE de basilic commun, de citron jaune et de menthe poivrée dans 1 cuil. à café de miel et mélangez à votre tisane à la fin du repas.

Hoquet Déposez 1 goutte d'HE de basilic commun dans ½ cuil. à café de miel et laissez fondre sous la langue. Renouvelez 5 min plus tard si le hoquet n'est pas passé.

Crampes d'estomac Versez 2 à 4 gouttes d'HE de basilic commun dans 250 ml d'eau tiède et buvez en infusion après le repas.

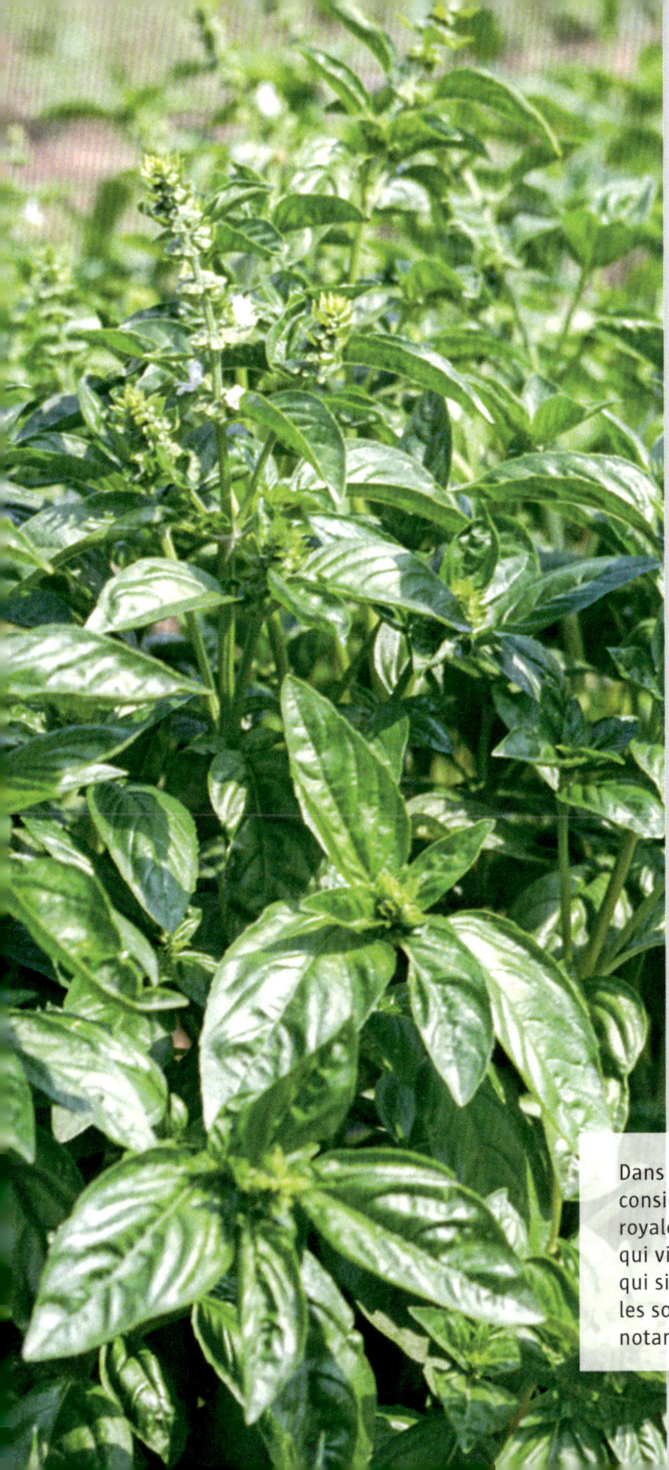

Procédé : distillation
Famille : Lamiacées

MODE D'UTILISATION

Voie interne sur un support neutre (sucre, mie de pain, miel).

Voie externe en application locale.

Diffusion atmosphérique.

Dans l'alimentation.

SYNERGIE

Elle peut être mélangée avec de l'HE d'estragon, de gingembre, de lavande, d'origan, de romarin, de menthe poivrée, de thym, de vétiver, de camomille...

Dans l'Antiquité, les Grecs le considéraient comme une plante royale, comme l'atteste son nom qui vient du grec « basilikon » qui signifie roi. Au Moyen Âge, les sorcières en extrayaient notamment un élixir d'amour.

Bergamote

Citrus bergamia - *Partie utilisée : zeste*

PROPRIÉTÉS

Elle est antiseptique, antispasmodique, mais aussi sédative et digestive. Elle est aussi un très bon stimulant gastrique et tonique pour le système endocrinien. Tonique à faible dose, elle devient sédative à dose plus importante.

INDICATIONS

Elle est recommandée pour le **manque d'appétit**, les **digestions difficiles**, les **infections intestinales**, les **colites**, les **flatulences**, la **constipation.**

Elle peut être utilisée en cas de **nervosité** et de **troubles du sommeil** avec insomnies. Elle donne aussi de bons résultats pour traiter l'**acné**, les problèmes de **séborrhée**, l'**eczéma**, et le **prurit.**

Introduit en Espagne au XVIe siècle, ce petit arbre à fleurs blanches est reconnaissable à son odeur fraîche, acidulée, florale et légèrement balsamique.

Recettes

Troubles du sommeil Versez 4 gouttes d'HE de bergamote, 4 gouttes d'HE de basilic commun, 4 gouttes d'HE d'orange douce et 4 gouttes d'HE de mandarine dans 1 cuil. à soupe de base neutre pour le bain. Ne vous rincez pas. À faire 2 semaines, avant le coucher.

Nervosité Prenez 4 gouttes d'HE de bergamote dans ½ cuil. à café de miel par jour pendant 10 jours. Si les symptômes persistent au-delà, consultez votre médecin.

Cheveux gras Versez 1 noisette de votre shampoing dans le creux de la main. Ajoutez 1 goutte d'HE de bergamote, mélangez puis appliquez sur le cuir chevelu. Massez et laissez poser 1 min avant de rincer. À faire 2 ou 3 fois par semaine.

Diffusion apaisante Versez 50 ml d'eau de fleur d'oranger et 50 ml d'eau florale de menthe verte dans un flacon diffuseur. Ajoutez 10 gouttes d'HE de bergamote et mélangez. Pschittez 3 ou 4 fois pour parfumer légèrement le salon ou la chambre à coucher.

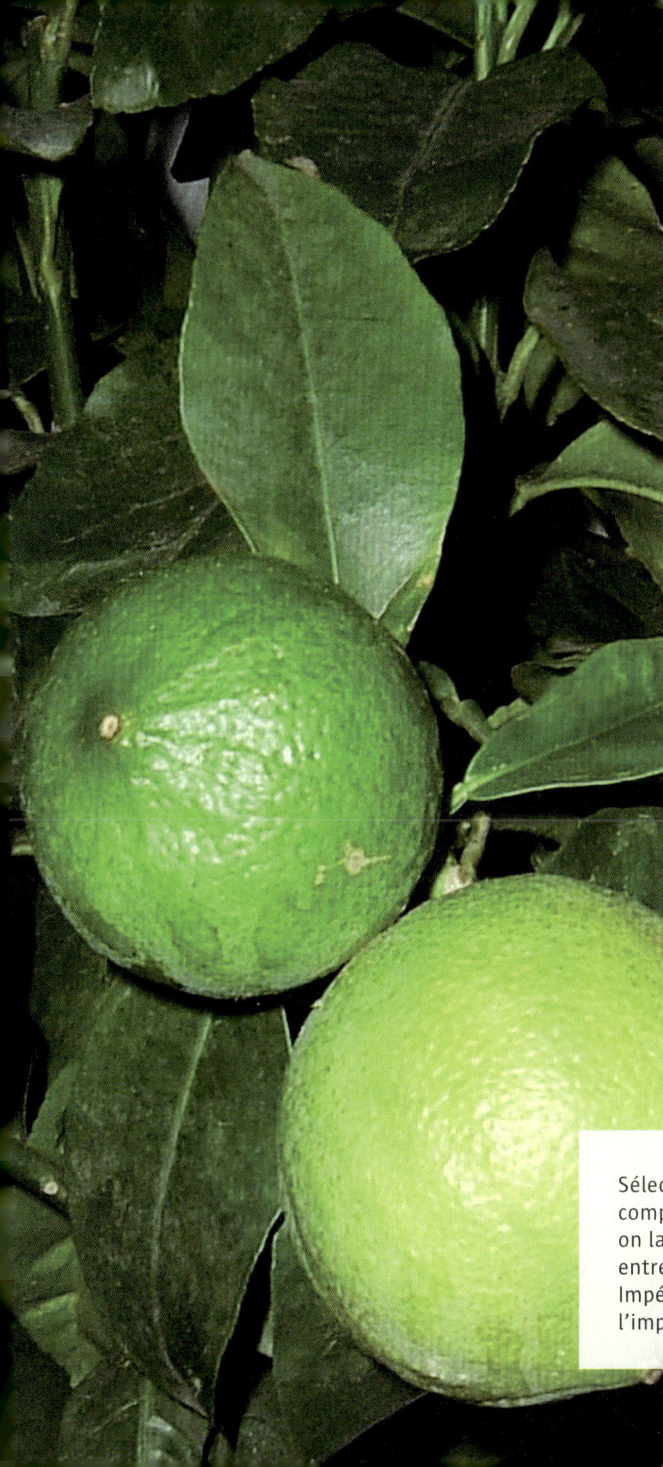

Procédé : pression à froid
Famille : Rutacées

MODE D'UTILISATION

Voie orale sur un support neutre, dans un grog ou une infusion.

Voie cutanée diluée en application locale et dans le bain.

Diffusion atmosphérique.

SYNERGIE

Elle peut être mélangée avec de l'HE d'arbre à thé, de citron jaune, de géranium rosat, de lavande fine, de néroli, de jasmin, de laurier noble, de patchouli, d'ylang-ylang...

Sélectionnée pour entrer dans la composition de l'eau de Cologne, on la retrouve toujours aujourd'hui, entre autres, dans l'Eau de Cologne Impériale de Guerlain créée pour l'impératrice Eugénie.

Bois de rose

Aniba rosaeodora - *Partie utilisée : copeaux de bois tendres*

PROPRIÉTÉS

Elle est antiseptique, antibactérienne, anti-infectieuse, tonifiante, cicatrisante, antivirale, bactéricide, antispasmodique, antifongique, régénératrice tissulaire.

INDICATIONS

Elle est particulièrement recommandée pour les **infections respiratoires et ORL** (notamment en cas de bronchite). Elle stimule le **système immunitaire**, et peut être utilisée en cas de **fatigue physique**, de **coup de blues**, mais aussi de **surmenage.**

Elle est réputée donner de bons résultats contre le **stress.**

Elle est aussi efficace pour régénérer les **peaux matures**, prendre soin des **peaux sèches, irritées ou fatiguées** et pour lutter contre les **rides**.

Originaire d'Amazonie, il est doté d'un bois au grain fin, de couleur rosée, et odorant. Exploité depuis les années trente, il est désormais protégé.

Recettes

Peau sèche Ajoutez 2 gouttes d'HE de bois de rose à 1 cuil. à café d'HV de bourrache ou directement dans votre crème de soin. Appliquez 2 fois par jour.

Coup de fatigue Mélangez 30 gouttes d'HE de bois de rose, de romarin officinal et de ravintsara dans 100 ml d'HV de macadamia ou de noyau d'abricot. Massez-vous en insistant sur la nuque et les épaules, le bas du dos, les bras et les jambes. À faire de préférence le soir ou à tout moment de la journée, à condition de vous reposer ensuite pendant 20 min environ.

Rides Dans un bol, mélangez délicatement 1 yaourt nature bio, 1 cuil. à soupe d'HV d'amande douce et 2 gouttes d'HE de bois de rose, jusqu'à l'obtention d'une pâte homogène. Appliquez sur le visage, le cou et le décolleté. Massez 1 min, puis laissez poser 10 à 15 min. Rincez à l'eau de source tiède.

Cuir chevelu sec et sensible Diluez 5 gouttes d'HE de bois de rose dans 1 cuil. à café de votre shampoing doux. Appliquez sur le cuir chevelu, massez du bout des doigts sans frotter et laissez poser 10 min avant d'émulsionner avec un peu d'eau tiède et de rincer.

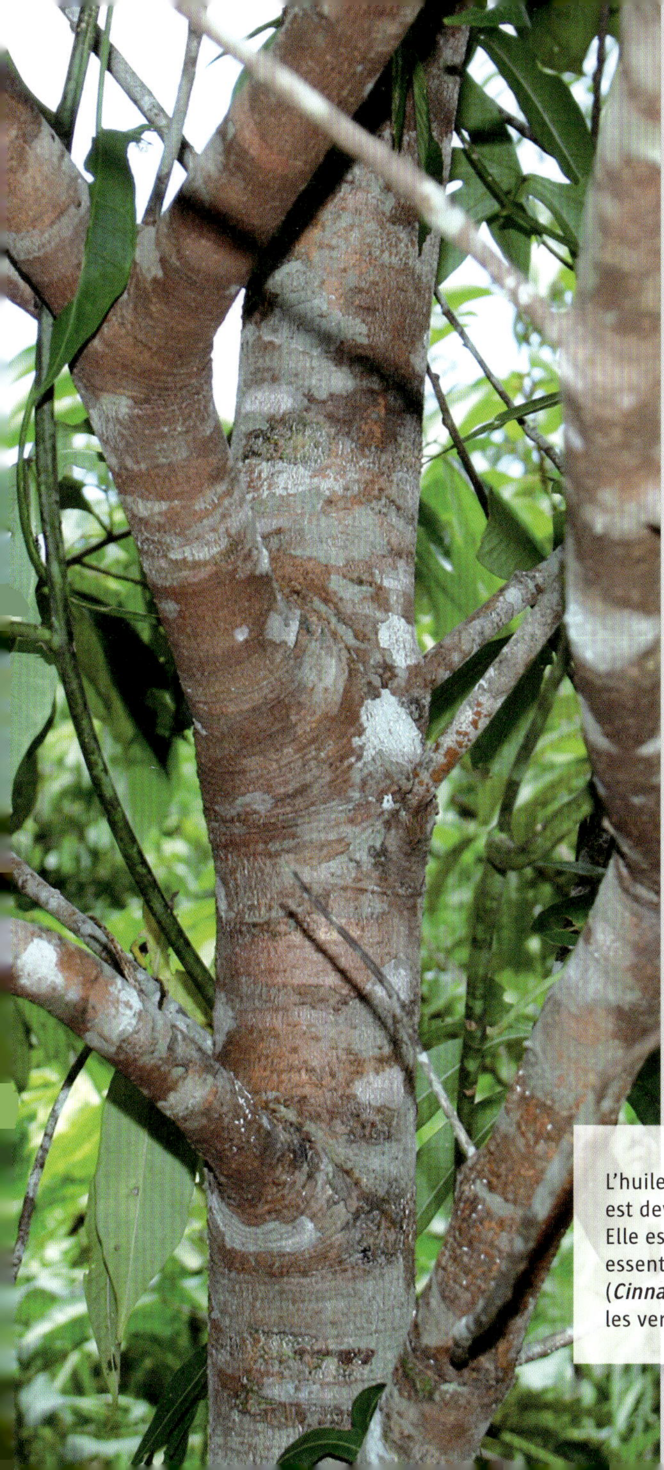

Procédé : distillation
Famille : Lauracées

MODE D'UTILISATION

Voie orale uniquement sur avis médical ou officinal.

Voie cutanée diluée en friction ou massage, et dans l'eau du bain. Inhalation sèche ou humide.

Diffusion atmosphérique.

SYNERGIE

Elle peut être mélangée avec de l'HE de géranium Bourbon, de patchouli, de rose, de néroli, d'encens et de cèdre de l'Atlas...

L'huile essentielle de bois de rose est devenue rare et très chère. Elle est parfois remplacée par l'huile essentielle du camphrier de Chine (***Cinnamomum Camphora***) dont les vertus et l'odeur sont similaires.

Camomille romaine

Camaemelum nobile syn. Anthemis nobilis - *Partie utilisée : fleurs*

PROPRIÉTÉS

Elle est antispasmodique, tonique, antalgique, digestive, tonifiante, anti-anémique, fébrifuge, sudorifique, vermifuge, emménagogue. Elle est aussi relaxante, calmante, cicatrisante, anti-inflammatoire et régénératrice cellulaire.

INDICATIONS

Elle est utilisée pour combattre le **stress**, favoriser l'**endormissement** et le **sommeil.**

Elle facilite la **digestion**, permet de décontracter les **spasmes nerveux** et de réguler les **règles**, notamment pendant la période qui précède la ménopause.

Elle calme les **inflammations cutanées**, les **douleurs** et les **névralgies.**

Elle apaise les **peaux irritées**, apporte du confort aux **peaux sèches** et **matures.**

Cette plante herbacée est dotée de tiges velues et de feuilles vert blanchâtre finement découpées. Ses fleurs sont récoltées, de juillet à septembre.

Recettes

Cheveux blonds Versez 35 gouttes d'HE de camomille romaine dans un flacon de 100 ml de shampoing. Laissez poser entre 5 et 15 min selon le degré d'éclaircissement souhaité, puis rincez abondamment.

Peaux matures Versez 10 ml d'HV de macadamia ou d'argan dans un petit flacon hermétique et ajoutez 4 gouttes d'HE de camomille romaine, 4 gouttes d'HE de lavande fine et 6 gouttes d'HE d'ylang-ylang. Mélangez et appliquez matin et soir sur le visage, le cou et le décolleté pendant 2 semaines.

Gingivite Mélangez 2 gouttes d'HE de camomille romaine avec 2 gouttes d'HV de sésame et massez vos gencives douloureuses du bout des doigts plusieurs fois par jour, pendant 1 semaine maxi. Traitement interdit aux enfants de moins de 10 ans.

Anti-stress Versez 3 gouttes d'HE de camomille romaine dans 5 gouttes d'HV de macadamia ou d'amande douce et massez doucement votre plexus solaire dans le sens des aiguilles d'une montre 2 ou 3 fois par jour.

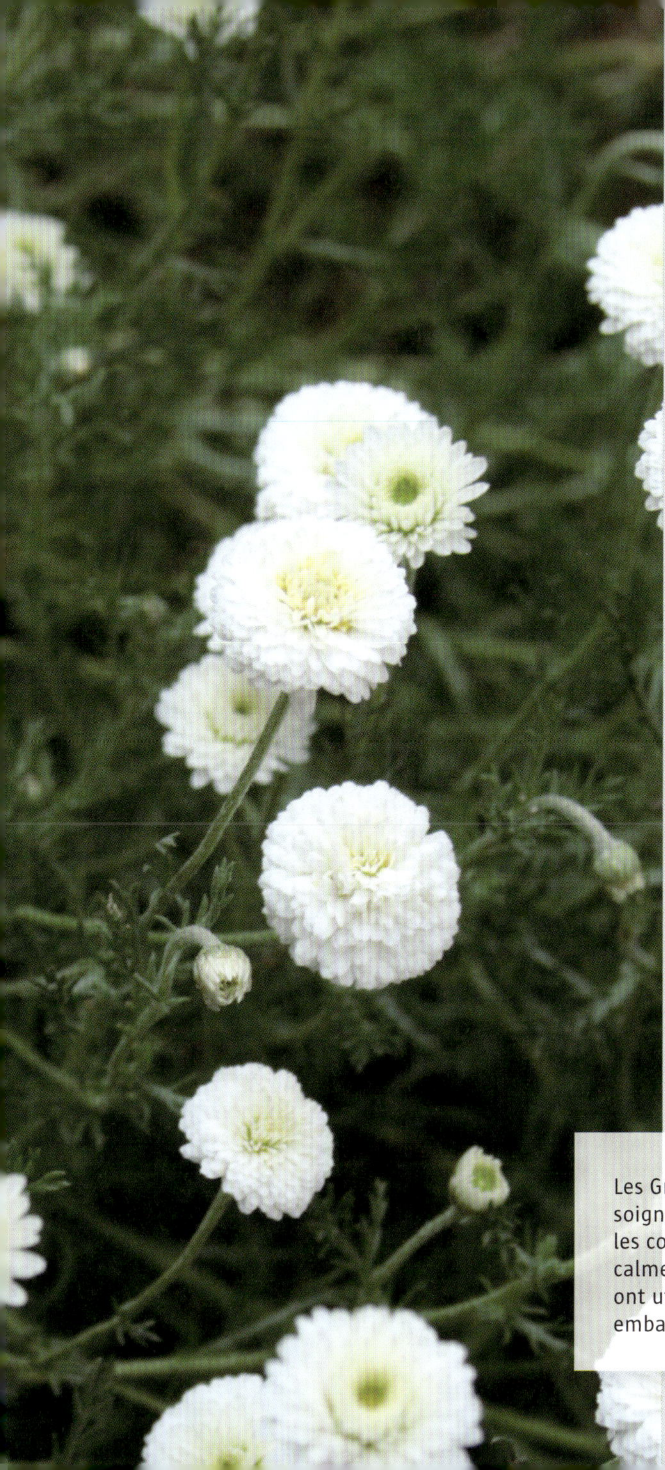

Procédé : distillation
Famille : Astéracées

MODE D'UTILISATION

Voie orale sur avis médical ou officinal.

Voie cutanée diluée en application locale, et dans le bain.

Inhalation.

Diffusion atmosphérique.

SYNERGIE

Elle peut être mélangée avec de l'HE d'anis, de bois de rose, de géranium rosat, de gingembre, de mandarine, de menthe poivrée, de sauge, de thym, de vétiver...

Les Grecs s'en servaient pour soigner la malaria et décontracter les courbatures, les Égyptiens pour calmer les poussées de fièvre. Ils ont utilisé son huile essentielle pour embaumer le pharaon Ramsès II.

Cannelle de Ceylan

Cinnamomum zeylanicum - *Parties utilisées : écorce et feuilles*

PROPRIÉTÉS

Antiseptique, anti-infectieuse, antibactérienne, antiparasitaire, antispasmodique, elle est aussi antifongique et antiputride. C'est également un tonique général et un stimulant cardiaque, respiratoire, circulatoire et du système immunitaire.

INDICATIONS

Elle combat de nombreuses **infections bactériennes ou virales.**

Elle est aussi utilisée contre la **fatigue générale**, les **courbatures**, les **crampes** et le **manque d'appétit**, les **plaies infectées** et les **piqûres d'insectes.**

On la conseille pour stimuler le **système cardio-vasculaire** et le **système immunitaire**, mais aussi le **manque de libido** lié à la fatigue.

Originaire d'Asie et d'Inde orientale, le cannelier est un arbre aux fleurs rondes et au tronc recouvert d'une écorce brun rougeâtre.

Recettes

Diarrhées Versez 1 goutte d'HE de cannelle de Ceylan dans 1 cuil. à café de miel ou dans 1 verre d'eau chaude, 3 fois par jour. En plus, frictionnez-vous l'abdomen et l'estomac 2 fois par jour avec 1 goutte d'HE de cannelle de Ceylan diluée dans ½ cuil. à café d'HV d'amande douce ou de germe de blé. En une journée, le problème doit être réglé.

Libido Mélangez à parts égales 2 gouttes d'HE de cannelle de Ceylan, de gingembre et d'ylang-ylang dans ½ cuil. à café de miel. À faire en cure de 2 semaines.

Coup de froid Versez 2 gouttes d'HE de cannelle de Ceylan dans un grog ou dans un citron pressé bien chaud et buvez le soir avant de vous coucher.

État grippal avec courbatures Portez à ébullition 10 clous de girofle dans ½ l d'eau pendant 15 min, filtrez puis versez 2 gouttes d'HE de cannelle de Ceylan dans la décoction. Buvez plusieurs tasses bien chaudes et miellées dans la journée.

Diffusion anti-coup de pompe Versez 2 gouttes d'HE de cannelle de Ceylan et 10 gouttes d'HE de mandarine dans votre diffuseur et laissez diffuser dans la pièce pendant ½ h.

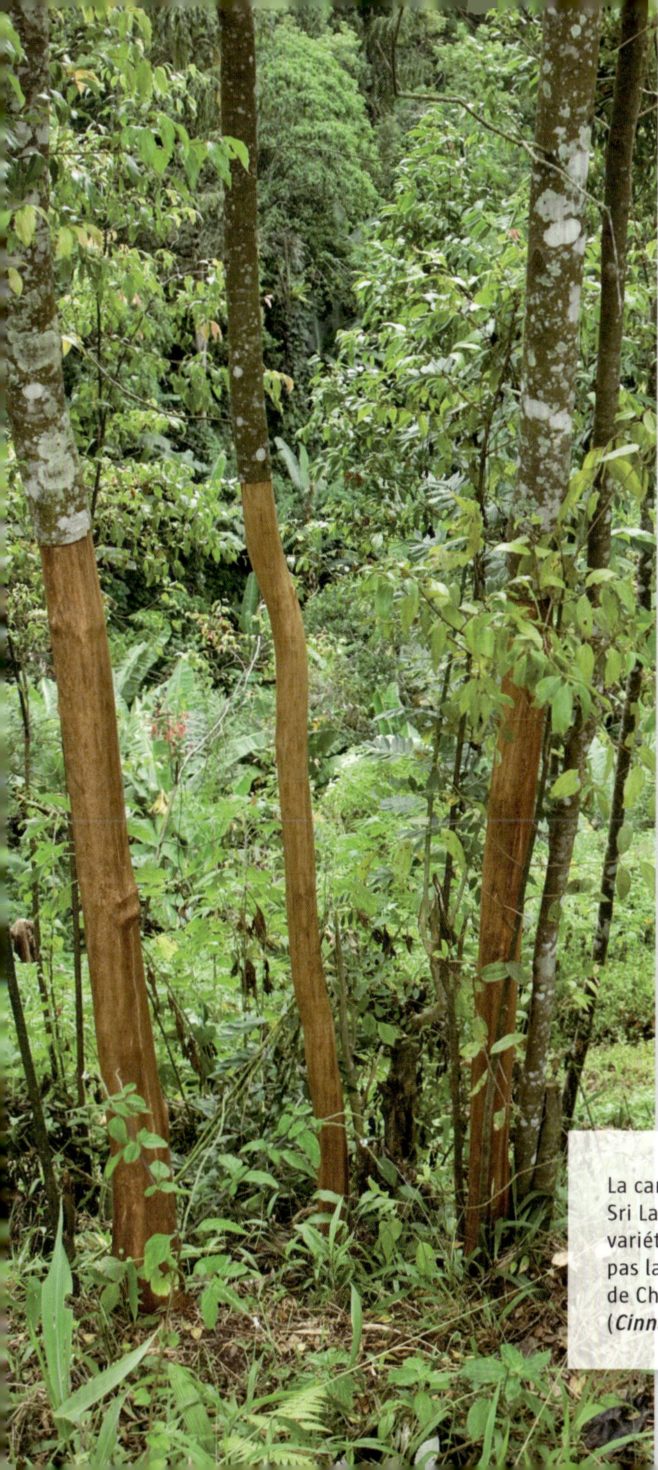

Procédé : distillation
Famille : Lauracées

MODE D'UTILISATION

Voie orale sur avis médical.

Voie cutanée diluée, en application locale et friction.

Diffusion atmosphérique jamais seule. De préférence avec des compositions prêtes à l'emploi.

SYNERGIE

Elle peut être mélangée avec de l'HE d'arbre à thé, de clou de girofle, de gingembre, de marjolaine à coquilles, de romarin, de sapin baumier, de sauge sclarée, d'ylang-ylang.

La cannelle de Ceylan cultivée au Sri Lanka et à Madagascar est la variété la plus réputée. Il ne faut pas la confondre avec la cannelle de Chine ou cannelle de casse (***Cinnamomum cassia***).

Ciste ladanifère

Cistus ladaniferus L. - *Partie utilisée : rameaux feuillus*

PROPRIÉTÉS

Elle est bactéricide, antivirale, antifongique et calmante. Elle est également astringente, cicatrisante, homéostatique et spasmolytique, mais aussi régénératrice tissulaire.

INDICATIONS

Elle est recommandée en cas d'**infections ORL et virales.** Très efficace pour les **coupures**, les **plaies** récentes et infectées et les **saignements du nez.**

Elle permet aussi de calmer les **spasmes digestifs.** Elle atténue les **cicatrices** et les **vergetures** récentes, régénère la **peau**, prévient les **rides** et autres signes du vieillissement cutané.

Originaire de la Méditerranée, le ciste est un arbuste aux fleurs blanches, roses ou jaunes dont les pétales sont dotés d'une tache violette proche du cœur.

Recettes

Spasmes digestifs Versez 15 gouttes d'HE de ciste ladanifère et 30 gouttes d'HE de basilic commun dans un flacon de 10 ml et complétez avec de l'HV de noyau d'abricot. Massez doucement le ventre et l'estomac matin et soir.

Anti-rides Mettez une noisette de votre crème de jour dans le creux de la main, ajoutez 1 goutte d'HE de ciste ladanifère, mélangez et appliquez par petit massage. Le soir, versez 1 goutte d'HE de ciste ladanifère dans 5 gouttes d'HV d'argan, et appliquez à la place de votre crème de nuit.

Saignement du nez Déposez 2 gouttes d'HE de ciste ladanifère sur 1 coton-tige et appliquez dans la narine en tapotant pour arrêter le saignement, ou versez les gouttes sur 1 mèche de coton et placez-la dans la narine.

Vergetures récentes Mélangez 30 gouttes d'HE de ciste ladanifère, 30 gouttes d'HE de cajeput, 60 gouttes d'HE de romarin à cinéole, 30 gouttes d'HE de lavande fine et 30 ml d'HV de rose musquée. Massez vos vergetures matin et soir pendant plusieurs semaines jusqu'à amélioration.

Petite coupure Versez quelques gouttes d'HE de ciste ladanifère sur un coton et tamponnez sur la coupure.

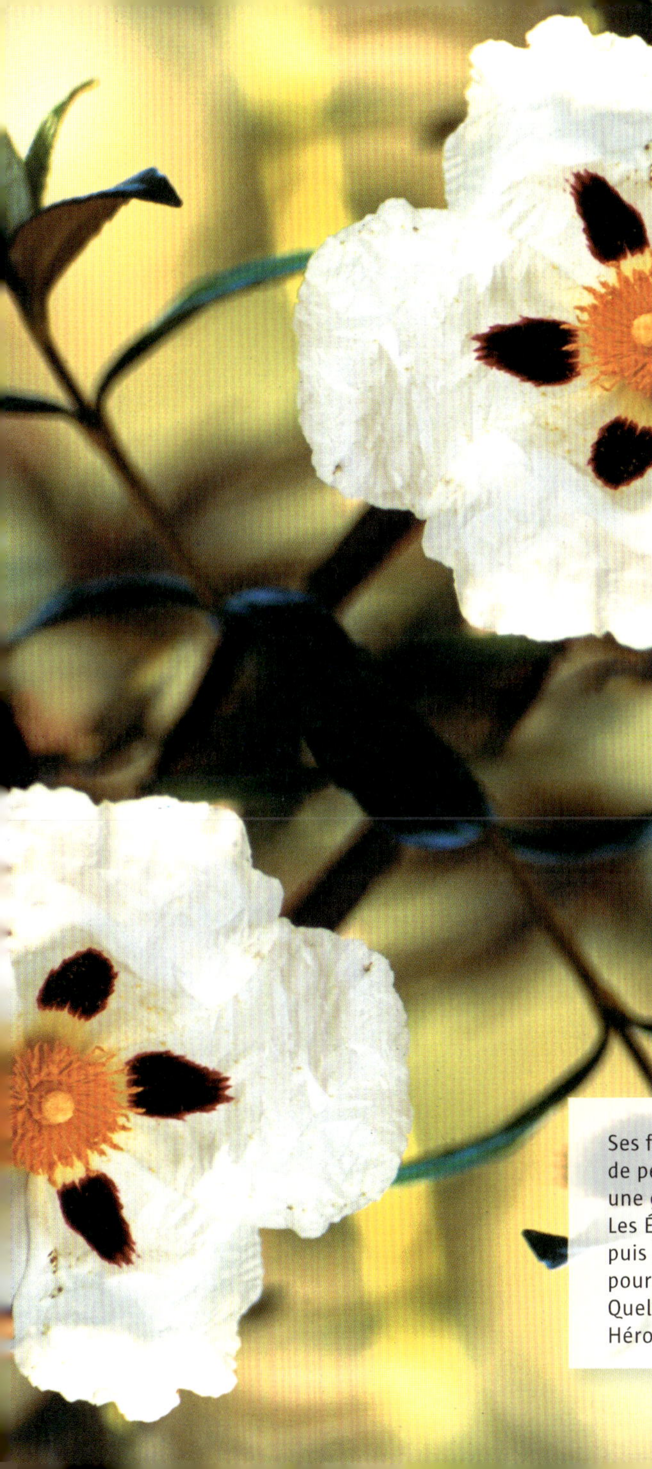

Procédé : distillation
Famille : Cistacées

MODE D'UTILISATION

Voie orale uniquement sur avis médical.

Voie cutanée diluée en application locale, friction, onction.

Diffusion atmosphérique.

SYNERGIE

Elle peut être mélangée avec de l'HE de camomille romaine, de géranium rosat, de myrte à cinéole, de lavande fine, de niaouli, de rose de Damas, de romarin à verbénone...

Ses feuilles sont recouvertes de petites glandes qui sécrètent une gomme-résine très odorante. Les Égyptiens, les Carthaginois puis les Arabes la prélevaient pour se parfumer et se soigner. Quelques siècles plus tard, Hérodote la mentionne à son tour.

Citron jaune

Citrus limonum - *Partie utilisée : zeste*

PROPRIÉTÉS

Elle est tonifiante, antivirale, antiseptique, bactéricide, antifongique, hépatoprotectrice, détoxifiante hépatique, dépurative, anxiolytique, anti-anémique, astringente et amincissante.

INDICATIONS

Elle est recommandée en cas d'**anémie** et de **fatigue**, de problèmes de **mémoire.**

Elle donne de bons résultats contre les **maladies pulmonaires ou ORL**, les **troubles digestifs**, intestinaux et hépatiques.

Elle peut être utilisée pour les **problèmes circulatoires**, la **rétention d'eau** et la **cellulite.**

Elle calme les **nausées** et le **mal des transports.**

Elle régule le **sébum** et **renforce les ongles.**

En diffusion, elle **assainit l'air** et **éloigne les moustiques.**

Le citrus limon *est le fruit d'une hybridation naturelle entre le cédrat (*Citrus medica*), la lime (*Citrus limetta*) et le pamplemousse (*Citrus paradisii*).*

Recettes

Ongles dédoublés et cassants Mélangez 2 gouttes d'HE de citron jaune dans 1 cuil. à café d'HV de germe de blé et massez vos mains et vos ongles 2 fois par semaine. En parallèle, faites une cure de sels minéraux.

Cellulite Mélangez 8 gouttes d'HE de citron jaune et 8 gouttes d'HE de géranium ou de lavande dans 25 ml d'HV d'amande douce. Massez, 2 fois par jour.

Nausées et mal des transports Déposez 1 goutte d'HE de citron jaune sur 1 sucre ou dans 1 cuil. à café de miel. Renouvelez 6 fois par jour maximum. Consultez votre médecin si les troubles persistent.

Fatigue Versez 1 goutte d'HE de citron jaune dans 1 cuil. à café de miel, 3 fois par jour et en dehors des repas. À faire en cure de 2 ou 3 semaines.

Troubles digestifs Déposez 1 goutte d'HE de citron jaune et 1 goutte d'HE de menthe poivrée sur 1 sucre ou de la mie de pain, et laissez fondre dans la bouche après chaque repas.

Pour assainir l'air ambiant Versez 20 gouttes d'HE de citron jaune dans un diffuseur. À faire pendant 20 min, 2 ou 3 fois par jour. Ne pas faire en présence d'une femme enceinte ou de jeunes enfants.

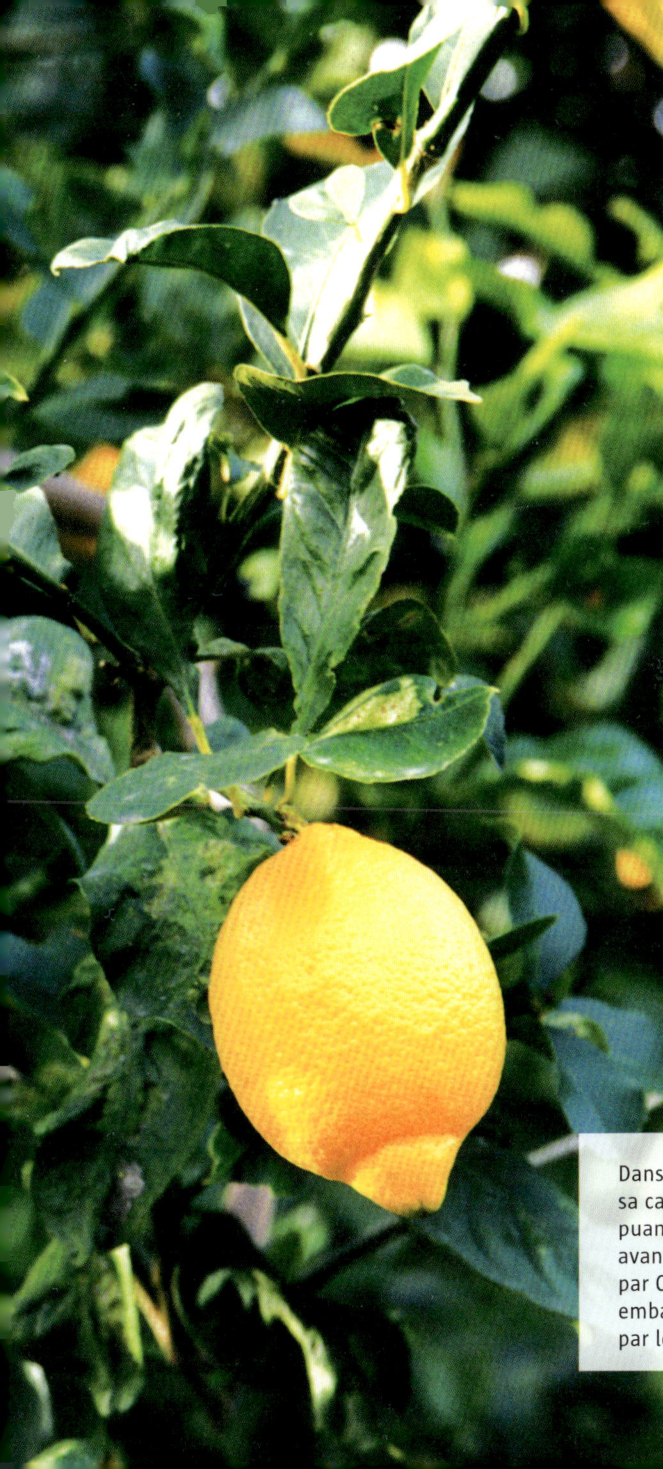

Procédé : pression à froid
Famille : Rutacées

MODE D'UTILISATION

Voie orale pure sur un support neutre ou dans un grog.

Voie cutanée diluée en application locale et dans l'eau du bain.

Diffusion atmosphérique.

SYNERGIE

Elle peut être mélangée avec de l'HE de cyprès, de gingembre, de mandarine, d'orange douce, d'origan vert, de pamplemousse, de romarin, de sauge sclarée...

Dans ses *Bucoliques*, Virgile vante sa capacité à « adoucir l'haleine puante des Mèdes ». Deux siècles avant la traversée de l'Atlantique par Christophe Colomb, il est déjà embarqué comme antiscorbutique par les navigateurs arabes.

Citronnelle de Java

***Cymbopogon winterianus* (syn. *Cymbopogon nardus* var. *maha pengirir*)**

- *Partie utilisée : feuilles*

PROPRIÉTÉS

Elle est anti-infectieuse, antiseptique, anti-inflammatoire, antirhumatismale, antiparasitaire, antispasmodique et antifongique. Elle est aussi relaxante, tonifiante au niveau digestif, désinfectante et répulsive contre les moustiques.

INDICATIONS

Elle peut être utilisée contre les **affections cutanées** (acné, mycoses) et les **piqûres d'insectes.**

Elle donne aussi de bons résultats en cas de **spasmes** digestifs et intestinaux, et est recommandée pour calmer les crises de **rhumatismes**, les **douleurs articulaires**, les **tendinites** et l'**arthrite.**

En diffusion et en application, elle est très efficace pour **éloigner les moustiques**.

Originaire d'Indonésie, cette plante n'appartient pas à la famille des citrons, contrairement à ce que suggère son nom qui fait référence à son arôme.

Recettes

Tendinite Diluez 2 gouttes d'HE de citronnelle de Java dans ½ cuil. à café d'HV de noisette ou d'HV d'arnica et massez les zones douloureuses 2 fois par jour.

Bain anti-douleurs Versez 10 gouttes d'HE de citronnelle de Java et 10 gouttes d'HE de romarin dans 1 cuil. à soupe de base dispersante pour le bain et versez dans l'eau du bain. Restez 15 à 20 min. Ne vous rincez pas.

Pied d'athlète Mélangez dans un petit flacon hermétique 20 gouttes d'HE de citronnelle de Java, 30 gouttes d'HE de vétiver dans 50 gouttes d'HV de calophylle. Appliquez quelques gouttes sur les zones atteintes et massez pour faire pénétrer, 2 fois par jour.

Cellulite Versez 10 ml d'HV de noisette dans un petit flacon compte-gouttes et ajoutez à parts égales 10 gouttes d'HE de citronnelle, de niaouli et de citron jaune et 5 gouttes d'HE de cannelle de Ceylan. Mélangez et massez profondément les zones concernées pendant quelques minutes, 2 à 3 fois par jour.

Solution anti-moustiques Versez 10 gouttes d'HE de citronnelle de Java et 10 gouttes d'HE de géranium rosat dans un diffuseur. Vous pouvez aussi composer votre mélange dans un petit flacon pompe et vaporiser la nappe et les vêtements.

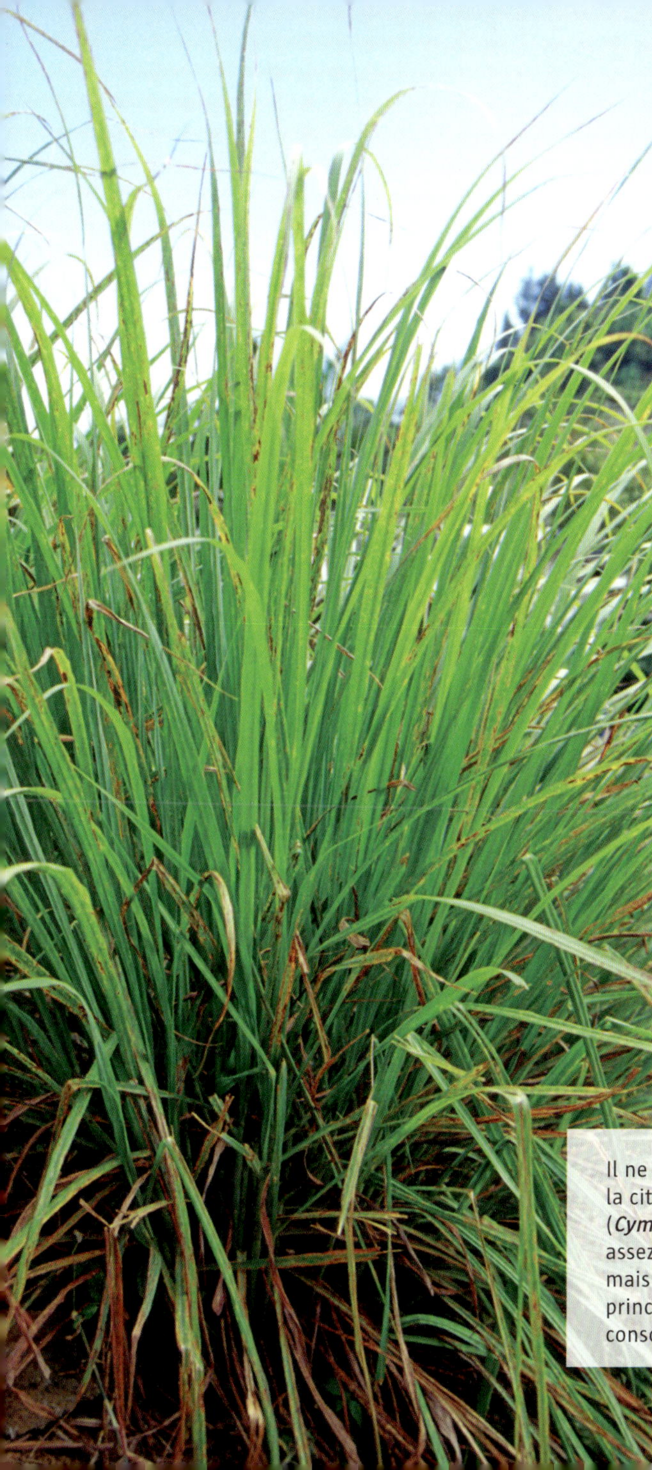

Procédé : distillation
Famille : Poacées

MODE D'UTILISATION

Voie orale uniquement sur avis médical.

Voie cutanée diluée en application locale, friction, massage et onction.

Diffusion atmosphérique.

SYNERGIE

Elle peut être mélangée avec de l'HE de basilic commun, de gaulthérie, de genévrier, de géranium rosat, de lavande fine, de lavandin, de laurier noble, de marjolaine, de romarin…

Il ne faut pas la confondre avec la citronnelle de Ceylan (***Cymbopogon nardus var lenabatu***), assez proche chimiquement, mais dont la production est principalement destinée à la consommation par infusion.

Cyprès

Cupressus sempervirens - *Parties utilisées : feuilles, cônes et jeunes rameaux*

PROPRIÉTÉS

Elle est anti-inflammatoire, antispasmodique, antirhumatismale, antitussive et bactéricide. Elle est aussi vasoconstrictrice décongestionnante et tonifiante du système veineux, diurétique et antioxydante.

INDICATIONS

Elle est recommandée pour renforcer la **tonicité des veines**, traiter les **varices**, les **varicosités**, les sensations de **jambes lourdes**, les **hémorroïdes** et autres **problèmes veineux**, mais aussi pour réduire les **œdèmes** des membres inférieurs et soulager les **règles douloureuses**.

Elle peut être utilisée dans le traitement des **infections respiratoires** et de certaines **affections cutanées**. Mais aussi des troubles de la **ménopause**.

Toujours vert, on en trouve de nombreuses variétés (il en existe plus d'une trentaine) sur l'ensemble du pourtour du bassin méditerranéen.

Recettes

Bouffées de chaleur Versez 40 ml d'HV de macadamia dans un flacon compte-gouttes et ajoutez 10 gouttes d'HE de cyprès, 10 gouttes d'HE de genévrier et mélangez. Déposez 4 gouttes dans votre main et massez-vous le ventre et le thorax 2 fois par jour.

Bain anti-jambes lourdes Versez dans un flacon hermétique 50 ml de base neutre pour le bain, ajoutez 15 gouttes d'HE de cyprès, 10 gouttes d'HE de citron jaune et 10 gouttes d'HE de romarin officinal et mélangez. Versez 3 cuil. à soupe de ce mélange dans l'eau du bain. Terminez par une douche fraîche des membres inférieurs en commençant par les chevilles et en remontant vers le haut des cuisses.

Varices Versez 30 gouttes d'HE de cyprès et 20 gouttes d'HE de lavandin dans 30 ml d'HV de macadamia et mélangez. Massez vos jambes avec quelques gouttes et des mouvements doux, toujours de bas en haut.

Bronchite – quintes de toux Déposez 1 goutte d'HE de cyprès et 1 goutte d'HE de thym vulgaire dans 1 cuil. à café de miel et laissez fondre dans la bouche, 3 à 5 fois par jour pendant une semaine.

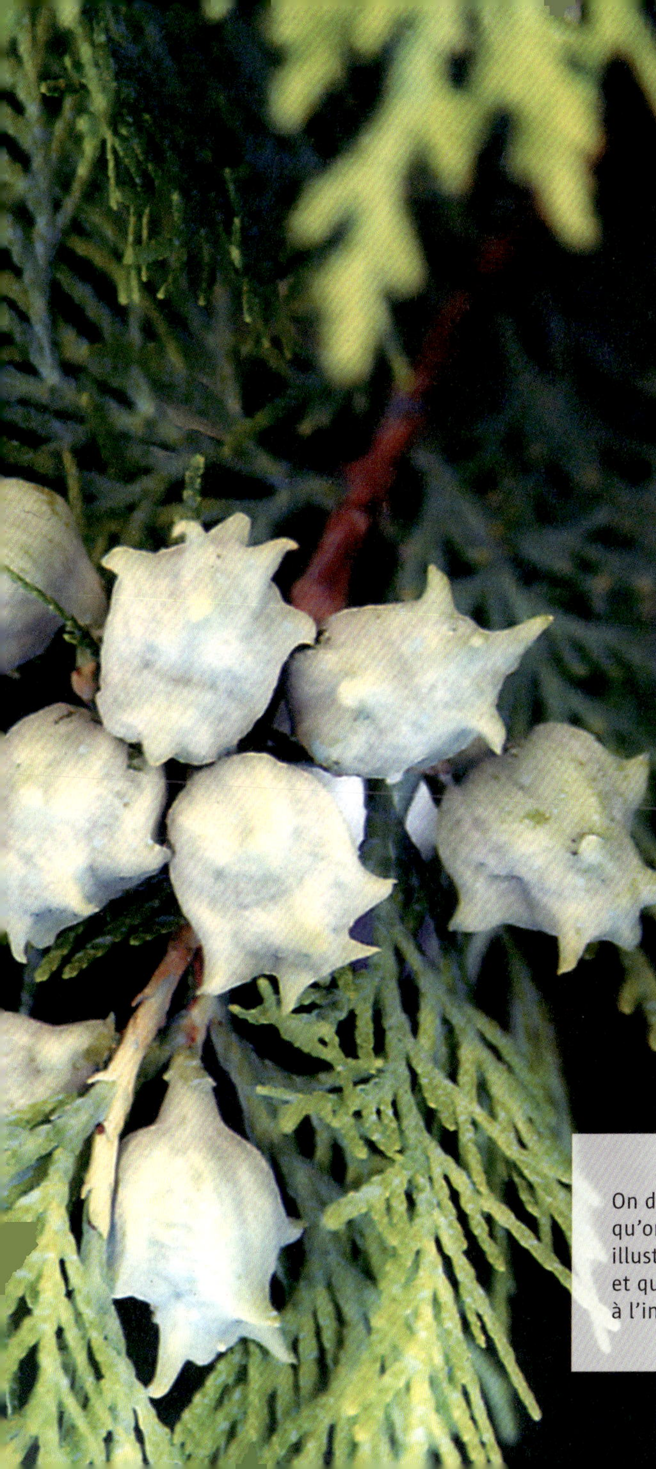

Procédé : distillation
Famille : Cupressacées

MODE D'UTILISATION

Voie orale uniquement sur avis médical.

Voie cutanée diluée en application locale et dans l'eau du bain.

Diffusion atmosphérique.

SYNERGIE

Elle peut être mélangée avec de l'HE de bergamote, de camomille romaine, de citron jaune, d'eucalyptus, de genévrier, de lavande vraie, de mandarine, de menthe poivrée...

On dit que la forme élancée de celui qu'on nomme « l'arbre du silence » illustre la quête spirituelle et que son huile essentielle incite à l'introspection et à la méditation.

Eucalyptus globuleux

Eucalyptus globulus - *Partie utilisée : feuilles*

PROPRIÉTÉS

Elle est antiseptique, antibactérienne, antimicrobienne, antivirale, décongestionnante et expectorante. Elle est aussi antidiabétique, antifongique, bactéricide et rafraîchissante. Enfin, elle est dotée d'une action répulsive contre les insectes.

INDICATIONS

Elle est recommandée pour soigner les **infections broncho-pulmonaires** et pour calmer et dégager les **voies respiratoires.** Elle est aussi recommandée pour traiter les **infections urinaires** et les **candidoses.**

Elle peut être utilisée en prévention et en traitement des **rhumes**, des **bronchites**, des **sinusites**, des **angines**, des **laryngites**, des **rhino-pharyngites.**

L'eucalyptus fait partie des arbres les plus hauts au monde. Il existe environ 700 espèces, dont une quinzaine fournit des huiles essentielles.

Recettes

Prévention des affections hivernales Versez 1 goutte d'HE d'eucalyptus globuleux dans ½ cuil. à café de miel et laissez fondre dans la bouche. Vous pouvez également en verser 1 goutte dans votre tisane. À faire 2 à 3 fois par jour pendant 3 semaines maxi à la fin de l'automne.

Sinusite Versez à parts égales 2 gouttes d'HE d'eucalyptus globuleux, de ravintsara, de camomille et de lavande dans un bol d'eau très chaude et inhalez pendant 5 min environ avec une serviette-éponge sur la tête, 2 fois par jour.

Grog anti-grippe Versez à parts égales 1 goutte d'HE d'eucalyptus globuleux, de cannelle de Ceylan, de géranium rosat, de clou de girofle et de citron jaune dans un bol d'eau bien chaude. Sucrez avec un peu de miel. À boire 2 ou 3 fois par jour.

Torticolis Versez 50 ml d'HV de millepertuis dans un flacon compte-gouttes. Ajoutez 15 gouttes d'HE d'eucalyptus globuleux, de camomille romaine et de gaulthérie, et mélangez. Massez la partie douloureuse avec quelques gouttes, 2 ou 3 fois par jour.

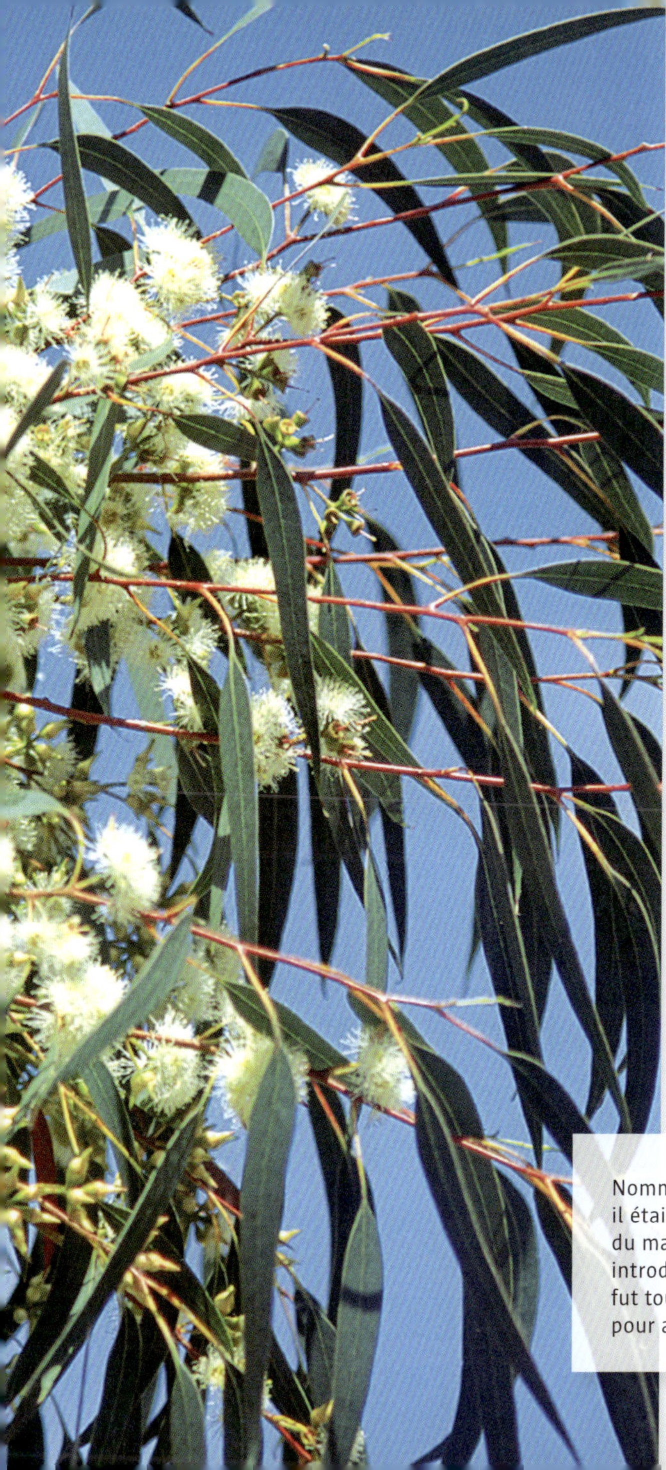

Procédé : distillation
Famille : Myrtacées

MODE D'UTILISATION

Voie orale à très faible dose et sur avis médical.

Voie cutanée diluée et dans le bain.

Inhalation.

Diffusion atmosphérique.

SYNERGIE

Elle peut être utilisée avec de l'HE de camomille, de cyprès, de clou de girofle, de lavande, de niaouli, de pin, de romarin, de sarriette, de thym, de térébenthine...

Nommé aussi « arbre à fièvre », il était utilisé pour soigner la fièvre du marais (paludisme). Il a été introduit en Europe vers 1860 et fut tout d'abord planté dans le Midi pour assainir les marais.

Eucalyptus radié

Eucalyptus radiata **-** *Partie utilisée : feuilles*

PROPRIÉTÉS

Elle est antivirale, anti-infectieuse, bactéricide, antifongique et parasiticide. Elle est aussi anti-inflammatoire, expectorante, antitussive et immunostimulante. Elle est également énergisante.

INDICATIONS

Elle est recommandée pour les **affections des voies respiratoires** hautes (rhumes de cerveau, sinusites), les **états grippaux**, les **coups de froid**, les **bronchites** et la **grippe**. Elle calme la **toux.**

Elle peut également être utilisée pour traiter les **herpès**, les **infections urinaires** et les **candidoses.**

Elle permet aussi de redonner un coup de fouet après tous les petits **maux hivernaux.**

Originaire d'Australie, il est doté de feuilles qui, lorsqu'on les froisse, dégagent une odeur de menthe poivrée.

Recettes

Nez bouché Versez 10 gouttes d'HE d'eucalyptus radié, de lavande et de menthe poivrée et 5 gouttes d'HE de thym vulgaire dans un flacon compte-gouttes. Versez 5 gouttes sur un mouchoir et inhalez plusieurs fois dans la journée.

État fiévreux Déposez 2 gouttes d'HE d'eucalyptus radié dans ½ cuil. à café de miel et laissez fondre dans la bouche, 4 fois par jour maxi.

Rhinite et sinusite Versez dans votre diffuseur à parts égales 5 gouttes d'HE d'eucalyptus radié, de sapin baumier, de citron jaune, de pin sylvestre ou de lavande.

Bain anti-coup de froid Diluez 10 gouttes d'HE d'eucalyptus radié et d'arbre à thé dans 1 cuil. à soupe de base neutre pour le bain et versez le mélange dans l'eau bien chaude du bain et restez 10 à 15 min. Ne vous rincez pas.

Massage hivernal Versez 30 ml d'HV d'amande douce ou de noyau d'abricot dans un flacon hermétique. Ajoutez 10 gouttes d'HE d'eucalyptus radié et de ravintsara, 3 gouttes d'HE de marjolaine à coquilles, de niaouli et de thym. Massez-vous le thorax plusieurs fois par semaine dès les premiers froids.

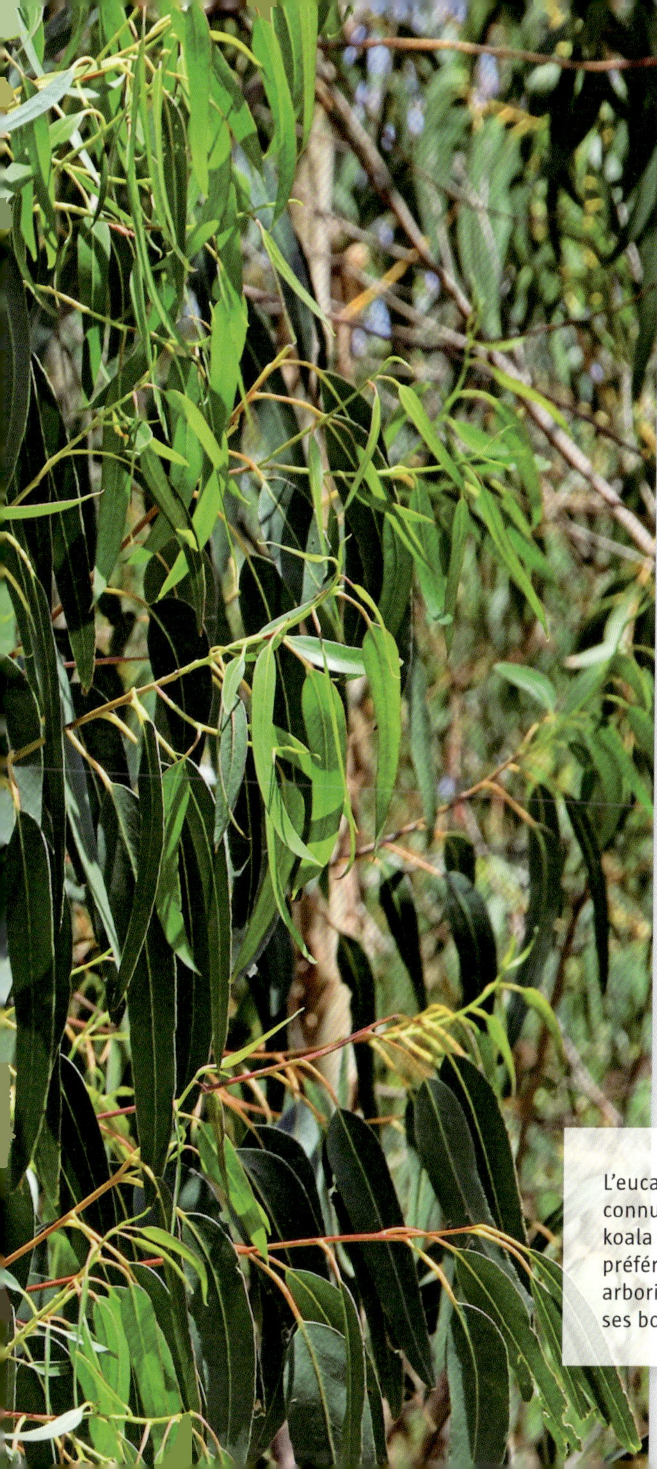

Procédé : distillation
Famille : Myrtacées

MODE D'UTILISATION

Voie orale déconseillée, sauf avis médical.

Voie cutanée diluée en application locale, friction, massage, et dans l'eau du bain.

Gargarisme.

Diffusion atmosphérique.

SYNERGIE

Elle peut être utilisée avec de l'HE de citron jaune, de lavande, de menthe poivrée, de myrte rouge, de niaouli, de sapin baumier, de pin sylvestre, de térébenthine…

L'eucalyptus radié est également connu sous l'appellation d'« herbe à koala », car il fait partie des espèces préférées de ces petits marsupiaux arboricoles, qui se nourrissent de ses bourgeons et de ses feuilles.

Gaulthérie

Gaultheria procumbens - *Partie utilisée : feuilles*

PROPRIÉTÉS

Elle est anti-inflammatoire, antalgique, analgésique et spasmolytique, mais aussi rubéfiante.

INDICATIONS

Elle est recommandée en cas de **crampes**, de **contractures**, de **douleurs lombaires**, de **lumbago**, de **sciatique** et autres **douleurs musculaires.**

Elle donne également de bons résultats pour traiter les **douleurs articulaires**, les **capsulites**, les crises de **polyarthrite**, les **rhumatismes**, les **tendinites** et même les problèmes d'**arthrite**.

Enfin, elle peut être utilisée avant, pendant et après une **épreuve sportive** pour préparer le corps avant l'effort et éviter les douleurs musculaires.

Originaire d'Amérique du Nord, elle est dotée de feuilles parfumées, de petites fleurs blanches ou rose pâle et de baies d'un rouge écarlate et brillant.

Recettes

Arthrose Versez 30 ml d'HV d'arnica dans un flacon compte-gouttes. Ajoutez 9 gouttes d'HE de gaulthérie, 6 gouttes d'HE d'hélichryse italienne et 6 gouttes d'HE de laurier noble. Massez les zones douloureuses avec 4 gouttes du mélange, 2 fois par jour pendant la crise.

Douleurs musculaires Versez 50 ml d'HV d'arnica dans un flacon et ajoutez 50 gouttes d'HE de gaulthérie. Mélangez et massez plusieurs fois par jour.

Crampes Versez 40 ml d'HV de macadamia ou d'amande douce dans un flacon hermétique. Ajoutez 20 gouttes d'HE de gaulthérie et 10 gouttes d'HE de lavandin. Mélangez et massez doucement.

Prévention des contractures musculaires Mélangez 30 gouttes d'HV d'arnica dans un flacon hermétique. Ajoutez 12 gouttes d'HE de gaultherie et de romarin, 6 gouttes d'HE de lavande et de menthe poivrée. Mélangez et appliquez sur les muscles sollicités avant l'effort pour éviter les contractures et les tendinites.

Sciatique Versez 50 gouttes d'HV d'arnica dans un flacon hermétique. Ajoutez 10 gouttes d'HE de gaulthérie et de romarin. Mélangez et massez 3 fois par jour pendant 1 semaine.

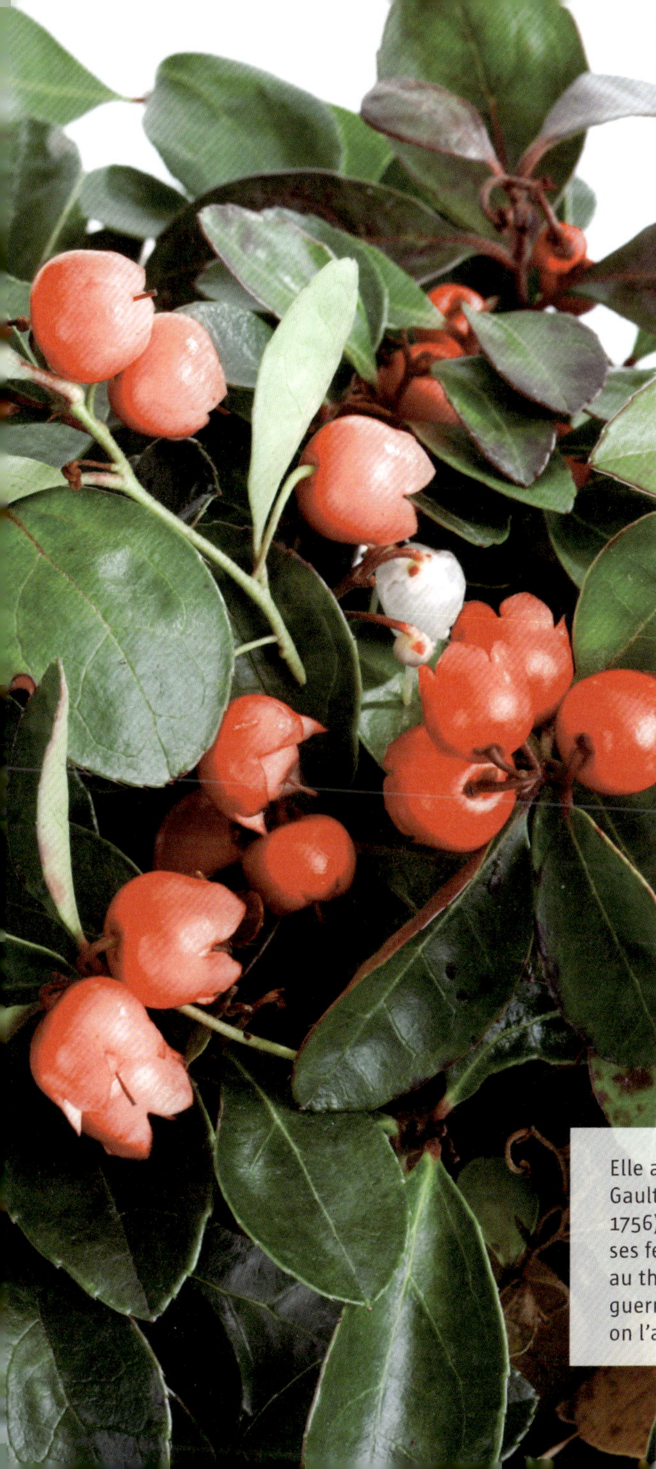

Procédé : distillation
Famille : Éricacées

MODE D'UTILISATION

Voie cutanée diluée en application locale, friction, massage, et dans l'eau du bain.

SYNERGIE

Elle peut être utilisée avec de l'HE de basilic commun, de citron jaune, de cyprès, d'hélichryse, de genévrier, de laurier noble, de lavandin, de menthe poivrée, d'ylang-ylang...

Elle a été repérée par Jean-François Gaulthier, médecin-botaniste (1708-1756) qui lui a donné son nom, mais ses feuilles ayant servi de substitut au thé, notamment pendant la guerre d'Indépendance américaine, on l'appelle aussi « thé des bois ».

Genévrier

Juniperus communis - *Parties utilisées : baies et rameaux*

PROPRIÉTÉS

Elle est anti-inflammatoire, antiseptique, antalgique, anti-rhumatismale, antifongique, anti-spasmodique, antioxydante et bactéricide. Elle est aussi dotée de propriétés vasoconstrictrices et décongestionnantes pour le système veineux, mais aussi détoxifiantes, dépuratives et diurétiques.

INDICATIONS

Elle soulage les **douleurs articulaires, rhumatismales et musculaires.**

Elle est également prescrite pour traiter différents problèmes d'**inflammation** (cellulite et tendinites) et de **rétention d'eau**, y compris avec œdèmes.

Enfin, elle peut être utilisée en cas d'**infections respiratoires et urinaires** ou d'**affections cutanées** (acné, eczéma et psoriasis).

Originaire d'Europe, cet arbuste épineux, sauvage et robuste, donne des baies très prisées en cuisine.

Recettes

Bain anti-douleurs musculaires ou articulaires Versez 20 gouttes d'HE de genévrier dans 1 cuil. à soupe de base dispersante pour le bain et jetez dans l'eau bien chaude. Restez au moins 10 min et ne vous rincez pas.

Cellulite Versez 40 ml d'HV d'amande douce ou de macadamia dans un flacon compte-gouttes et ajoutez à parts égales 20 gouttes d'HE de genévrier, de cyprès et de pamplemousse. Massez les zones concernées 2 fois par jour.

Chute de cheveux Versez 40 ml d'HV de macadamia dans un flacon compte-gouttes. Ajoutez 10 gouttes d'HE de genévrier, 10 gouttes d'HE d'ylang-ylang et 20 gouttes d'HE de romarin. Déposez quelques gouttes dans votre main et massez le cuir chevelu. Laissez poser ½ h avant de faire votre shampoing. À faire 3 fois par semaine en cure de 3 mois.

Peau d'orange Versez 100 ml d'HV de macadamia ou de pépins de raisin dans un flacon hermétique. Ajoutez à parts égales 50 gouttes d'HE de genévrier, de cyprès, de citron jaune et d'orange douce. Appliquez en massage sur les zones concernées 2 fois par jour.

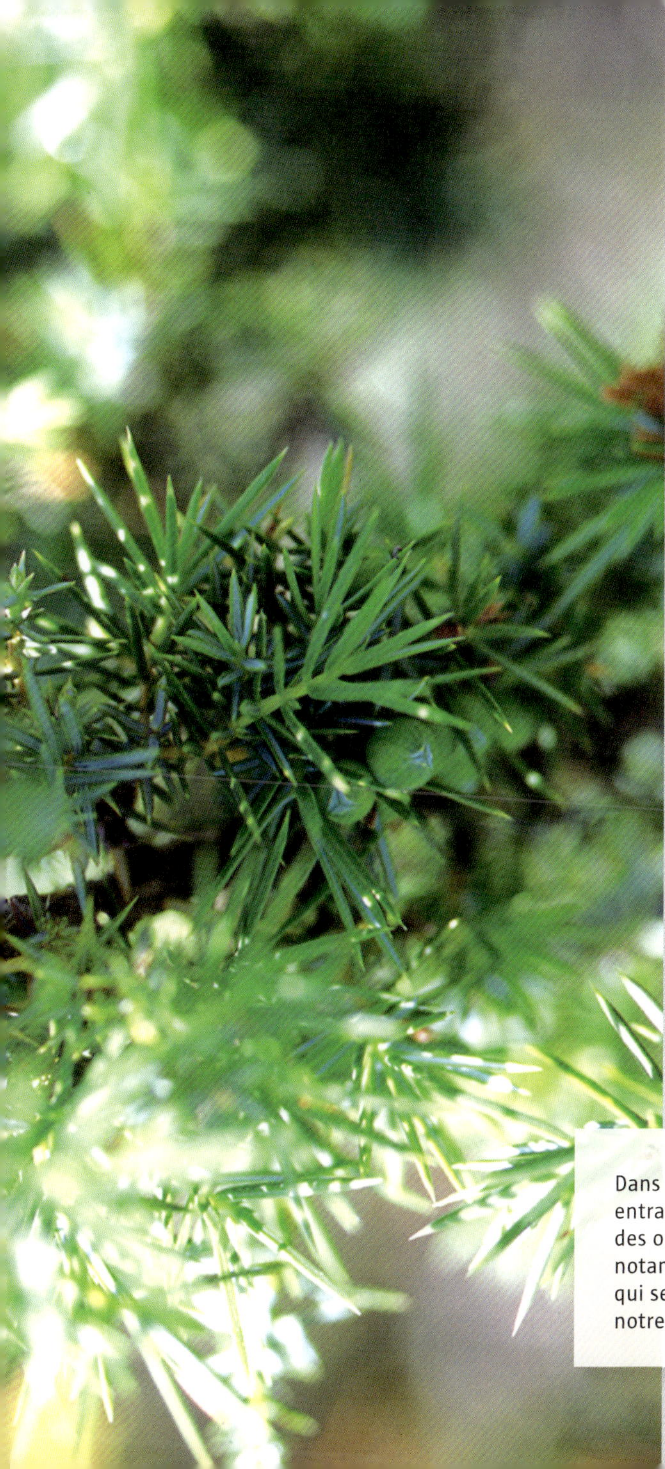

Procédé : distillation
Famille : Cupressacées

MODE D'UTILISATION

Voie orale uniquement sur avis médical.

Voie cutanée diluée, en application locale, friction, massage, onction, et dans l'eau du bain.

Diffusion atmosphérique.

SYNERGIE

Elle peut être utilisée avec de l'HE de cyprès, de gaulthérie, de géranium rosat, de pamplemousse, de térébenthine, de vétiver, de romarin à cinéole, de sauge sclarée...

Dans l'ancienne Égypte, le genièvre entrait dans la composition des onguents et des parfums, notamment dans le fameux « kyphi » qui serait, dit-on, un ancêtre de notre eau de toilette.

Géranium rosat

Pelargonium graveolens - *Partie utilisée : plante fleurie (feuilles et fleurs)*

PROPRIÉTÉS

Elle est anti-infectieuse, anti-inflammatoire, antivirale, antifongique et antimycosique. Elle est dotée de propriétés hémostatiques, drainantes, relaxantes, cicatrisantes et raffermissantes. Elle est un très bon répulsif contre les insectes.

INDICATIONS

Elle traite toutes sortes d'**infections intestinales**, **urinaires** et **pulmonaires.**

Elle aide à combattre les **mycoses** et les **candidoses** et donne de bons résultats contre la **rétention d'eau**, la **cellulite** et le **surpoids.**

Elle est utilisée en prévention des **vergetures** et pour soigner les **troubles cutanés**, la **transpiration** excessive, les **brûlures**, l'**eczéma** et les **piqûres d'insectes.**

Il est doté de longues feuilles découpées et duveteuses aux nervures rougeâtres qui délivrent les huiles aromatiques, très prisées en parfumerie.

Recettes

Anti-vergetures Versez 150 ml d'HV de bourrache dans un flacon hermétique et ajoutez 50 gouttes d'HE de géranium rosat. Massez quotidiennement les zones sensibles (cuisses, fesses, hanches et seins).

Nervosité Versez 50 ml d'HV de noisette dans un flacon compte-gouttes et ajoutez 10 gouttes d'HE de géranium rosat, de bois de rose et de lavande fine. Mélangez. Déposez 4 gouttes dans le creux de la main et massez doucement le plexus solaire en remontant vers les épaules, 2 ou 3 fois par jour pendant un mois maxi.

Peaux sèches irritées Versez 10 ml d'HV de germe de blé et 30 ml d'HV de noyau d'abricot dans un flacon compte-gouttes. Ajoutez 6 gouttes d'HE de géranium rosat, 8 gouttes d'HE de bois de rose et 6 gouttes d'HE d'ylang-ylang. Mélangez et appliquez 1 ou 2 gouttes matin et soir sur le visage, le cou et le décolleté.

Peaux normales Versez 5 gouttes d'HE de géranium rosat et de lavande dans un bol d'eau très chaude ou dans un appareil à fumigation. Placez le visage au-dessus avec une serviette-éponge sur la tête pendant 3 ou 4 min. Essuyez avec un mouchoir en papier et vaporisez une eau florale. À faire 2 fois par mois pour nettoyer la peau en profondeur.

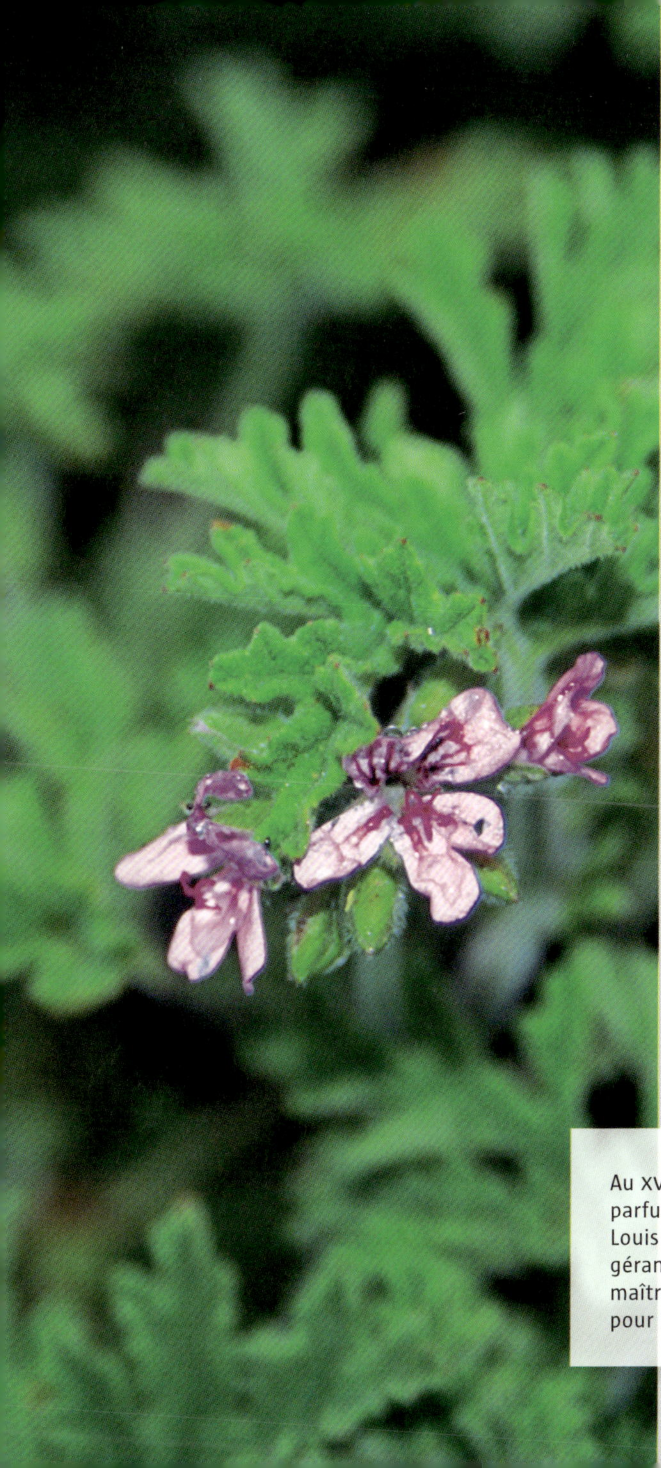

Procédé : distillation
Famille : Géraniacées

MODE D'UTILISATION

Voie orale sur avis médical.

Voie cutanée diluée, en application locale, et dans l'eau du bain.

Inhalation.

Diffusion atmosphérique.

SYNERGIE

Elle peut-être utilisée avec de l'HE d'arbre à thé, de bergamote, de bois de rose, de genièvre, d'hélichryse, de mandarine, de lavande, de verveine, de thym...

Au XVIIIe siècle, Houbigant, célèbre parfumeur officiel de la cour de Louis XVI, composait des huiles au géranium odorant pour la Du Barry, maîtresse de Louis XV, mais aussi pour Ninon de Lenclos.

Giroflier (clou de girofle)

Eugenia caryophyllus - *Partie utilisée : boutons floraux (clous)*

PROPRIÉTÉS

Elle est anti-infectieuse majeure, anti-inflammatoire, anticolibacillaire, antalgique, anesthésique, antivirale, antifongique et bactéricide. Elle est aussi cicatrisante, calmante et sédative. Elle a également la réputation d'être aphrodisiaque.

INDICATIONS

Elle est particulièrement recommandée dans le traitement de **tous les types d'infections** (respiratoires, intestinales, urinaires, y compris les diarrhées).

Elle est conseillée pour l'hygiène buccale. Elle calme les **maux de dents et de gencives**, soulage les **troubles digestifs** et facilite la digestion.

Elle traite la **constipation** et peut être utilisée comme un **stimulant physique et intellectuel.**

Originaire des îles Moluques et des Philippines, le giroflier est doté de fleurs à calice rouge brillant à maturité, et à pétales blanc rosé.

Recettes

Bain de bouche purifiant Versez 2 gouttes d'HE de clou de girofle dans 1 verre d'eau tiède et agitez. À faire 2 ou 3 fois par jour en cas de gingivite, de parodontite et autre problème bucco-dentaire.

Abcès dentaire Mélangez 1 goutte d'HE de clou de girofle dans 2 gouttes d'HV de pépins de raisin et appliquez localement avec le bout du doigt, 3 fois par jour.

Gingivite Mélangez à parts égales 1 goutte d'HE de clou de girofle, de laurier noble et de niaouli dans 2 gouttes d'HV de pépins de raisin et massez la gencive du bout du doigt, 3 fois par jour pendant une semaine.

Mal au dents Mélangez 2 gouttes d'HE de clou de girofle et 2 gouttes d'HE de menthe poivrée dans 1 cuil. à café d'HV de pépins de raisin et massez la dent douloureuse plusieurs fois dans la journée.

Coup de froid Versez 2 gouttes d'HE de clou de girofle dans ½ cuil. à café de miel et laissez fondre dans une tisane avant de la boire 2 fois par jour.

État grippal avec courbatures Versez 10 gouttes d'HE de clou de girofle dans ½ l d'eau en ébullition. Ajoutez 2 gouttes d'HE de cannelle de Ceylan et laissez infuser. Ajoutez 1 cuil. à café de miel et buvez.

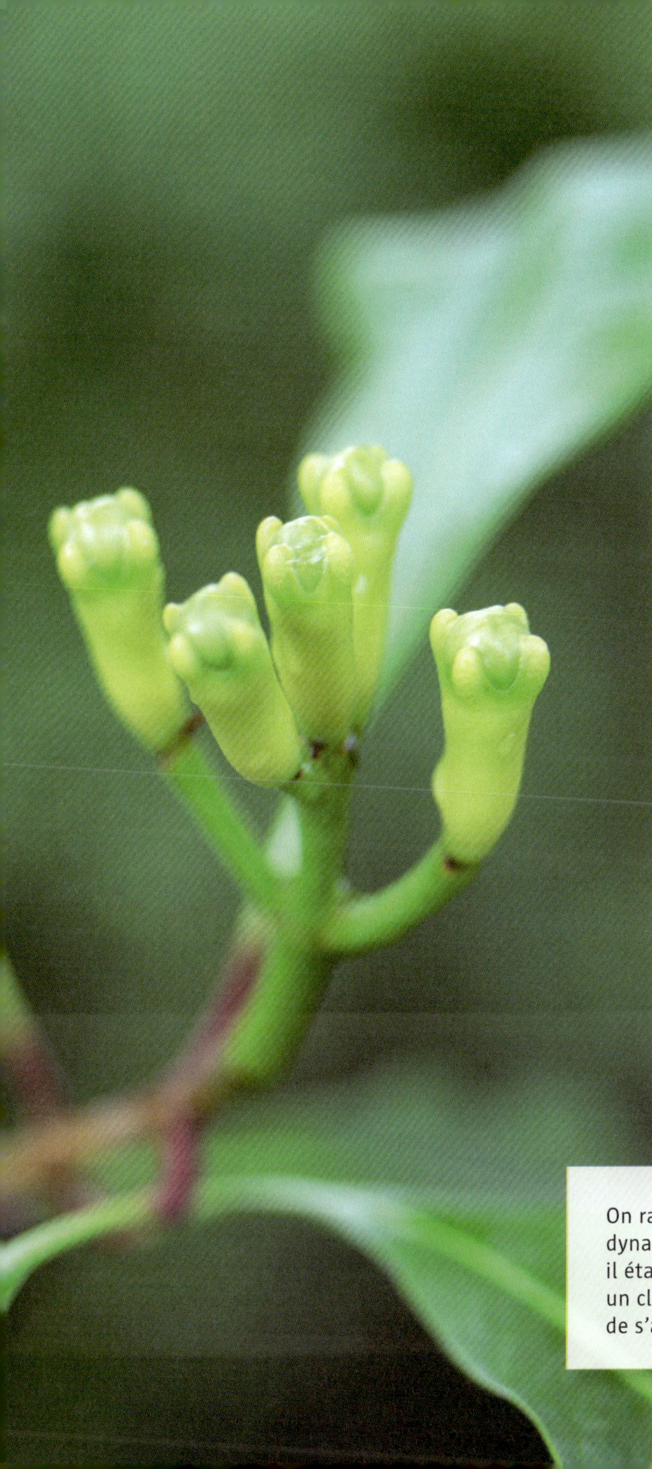

Procédé : distillation
Famille : Myrtacées

MODE D'UTILISATION

Voie orale uniquement sur avis médical.

Voie cutanée diluée, en application locale, massage et onction.

Bain de bouche et grog.

Inhalation.

Diffusion atmosphérique jamais seule.

SYNERGIE

Elle peut être utilisée avec de l'HE de cannelle de Ceylan, de gingembre, de laurier noble, de menthe poivrée, de niaouli, de noix de muscade, d'origan, de thym à thymol...

On raconte qu'en Chine, sous la dynastie Han (206-220 av.-J.-C.), il était d'usage de mastiquer un clou de girofle avant de s'adresser à l'empereur.

Hélichryse italienne

Helichrysum italicum - *Partie utilisée : fleurs*

PROPRIÉTÉS

Elle est anticoagulante, anti-hématome, antivirale, anti-inflammatoire, antispasmodique et bactéricide. Elle est aussi veinotonique et protectrice des vaisseaux et des capillaires, cicatrisante et dotée de propriétés dermo-cosmétiques.

INDICATIONS

Elle est recommandée en cas de **chocs**, de **contusions**, de **coups** et autres traumatismes et meurtrissures.

Elle donne de bons résultats en cas d'**insuffisance veineuse**, de **fragilité des capillaires**, de **varicosités** et peut être utilisée contre la **couperose** et en prévention de **phlébite.**

Elle permet aussi de soigner les crises d'**herpès** et certaines affections cutanées dont l'**acné** et les **dermatoses**, les **vergetures.** C'est enfin un très bon **antirides.**

Originaire du bassin méditerranéen, notamment de Corse, d'Espagne et d'Italie, cette plante aromatique est aussi appelée « immortelle jaune ».

Recettes

Antirides Versez 2 gouttes d'HE d'hélichryse italienne dans ½ cuil. à café d'HV de bourrache ou d'argan et appliquez le soir en léger massage.

Élongation musculaire Mélangez 2 gouttes d'HE d'hélichryse italienne et de gaulthérie et 1 goutte d'HE de lavande et massez doucement le muscle douloureux 3 fois par jour jusqu'à disparition de la douleur.

Tonifier les parois veineuses Versez 20 ml d'HV d'arnica dans un flacon hermétique et ajoutez 70 gouttes d'HE d'hélicryse italienne. Massez vos jambes en partant de la cheville et en remontant vers le genou 2 fois par jour.

Hématome Appliquez localement 2 gouttes d'HE d'hélichryse italienne, et le plus rapidement possible après le coup ou le choc, afin d'éviter l'apparition d'un bleu. À faire toutes les 10 min.

Tendinite Versez 30 ml d'HV d'arnica dans un flacon hermétique. Ajoutez 150 gouttes d'HE d'hélichryse italienne et mélangez. Massez doucement la zone douloureuse avec quelques gouttes. À faire plusieurs fois dans la journée jusqu'à disparition de la douleur.

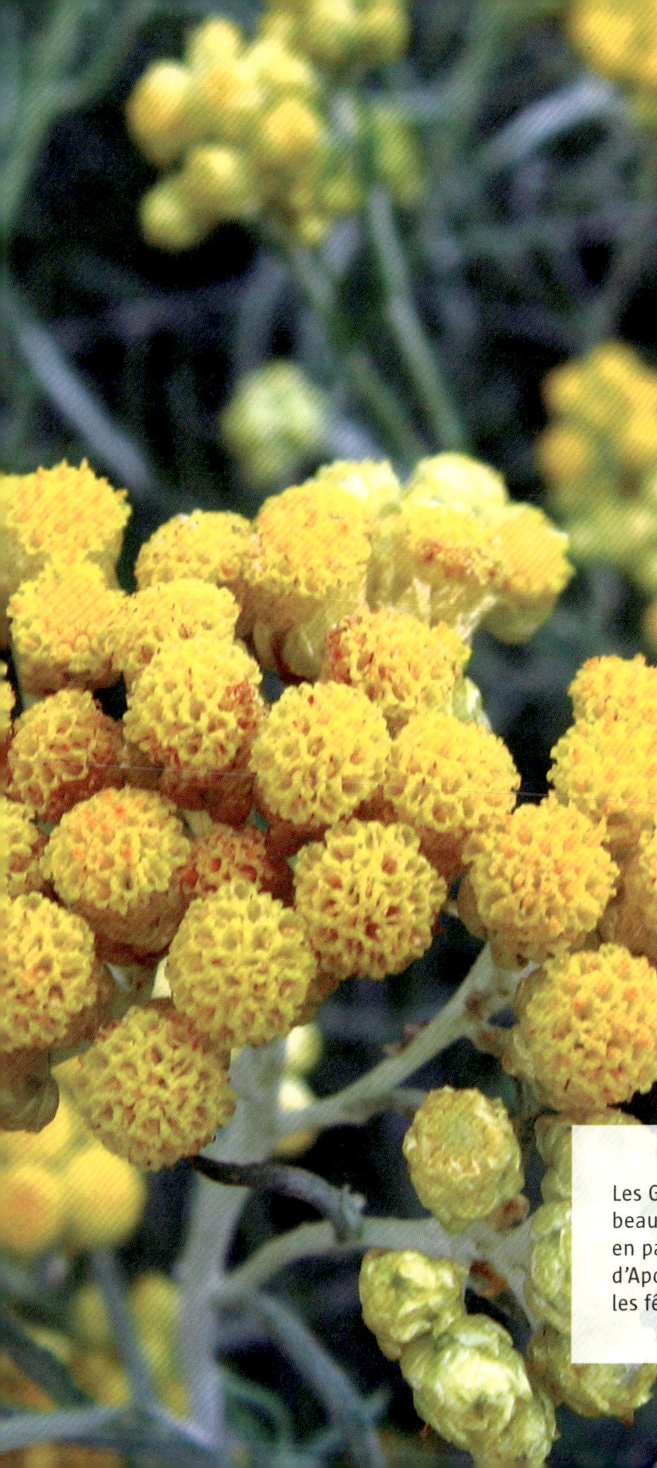

Procédé : distillation
Famille : Astéracées

MODE D'UTILISATION

Voie orale sur avis médical.

Voie cutanée diluée, en application locale, friction, massage. Possibilité de l'appliquer pure en urgence sur un hématome.

SYNERGIE

Elle peut être utilisée avec de l'HE de ciste, de cyprès, d'eucalyptus, de gaulthérie, de genévrier, de lavande, de marjolaine, de niaouli, de romarin, d'ylang-ylang...

Les Grecs qui l'admiraient pour la beauté de sa fleur et de sa couleur en paraient, dit-on, les statues d'Apollon. Elle a longtemps présidé les fêtes de la Saint-Jean.

Laurier noble

Laurus nobilis - *Partie utilisée : feuilles*

PROPRIÉTÉS

Elle est anti-infectieuse, antibactérienne, anti-fatigue, antivirale, antifongique, anti-inflammatoire et analgésique. Elle est aussi spasmolytique, antiparasitaire, insectifuge et tonifiante.

INDICATIONS

Elle combat les **infections pulmonaires** (rhumes, sinusite, rhinite et bronchite avec toux), mais aussi la **grippe.**

Elle peut être utilisée contre les **infections intestinales**, les **infections nosocomiales**, les **mycoses**, les **dermatoses** (acné, dermatites) et les **problèmes de cuir chevelu** (pellicules).

Elle permet de soigner l'**herpès.** Elle est recommandée pour l'**hygiène buccale**. Elle aide également à chasser la **fatigue** nerveuse et physique.

Cet arbuste est doté de feuilles lancéolées qui restent vertes et luisantes même en hiver et qui dégagent une odeur aromatique très agréable.

Recettes

Entorse Mélangez 1 goutte d'HE de laurier noble, 1 goutte d'HE de gaulthérie dans 1 goutte d'HV de calophylle ou d'arnica et massez-vous doucement la cheville 3 à 4 fois par jour pendant une semaine.

Contracture musculaire Versez 20 ml d'HV d'amande douce ou de calophylle dans un flacon hermétique. Ajoutez 15 gouttes d'HE de laurier noble, 5 gouttes d'HE de romarin et 5 gouttes d'HE de citronnelle de Java. Mélangez et massez les zones à problème 2 ou 3 fois par jour.

Grippe, angine et rhume Versez 2 gouttes d'HE de laurier noble sur 1 sucre ou dans ½ cuil. à café de miel et laissez fondre dans la bouche, 2 ou 3 fois par jour pendant quelques jours.

Douleurs articulaires Versez 100 ml d'HV de macadamia ou d'arnica dans un flacon hermétique et ajoutez 100 gouttes d'HE de laurier noble. Massez doucement les zones douloureuses 2 ou 3 fois par jour.

Colites Versez 1 goutte d'HE de laurier noble et 1 goutte d'HE de gingembre sur un peu de mie de pain ou dans ½ cuil. à café de miel et laissez fondre dans la bouche 3 fois par jour pendant une semaine.

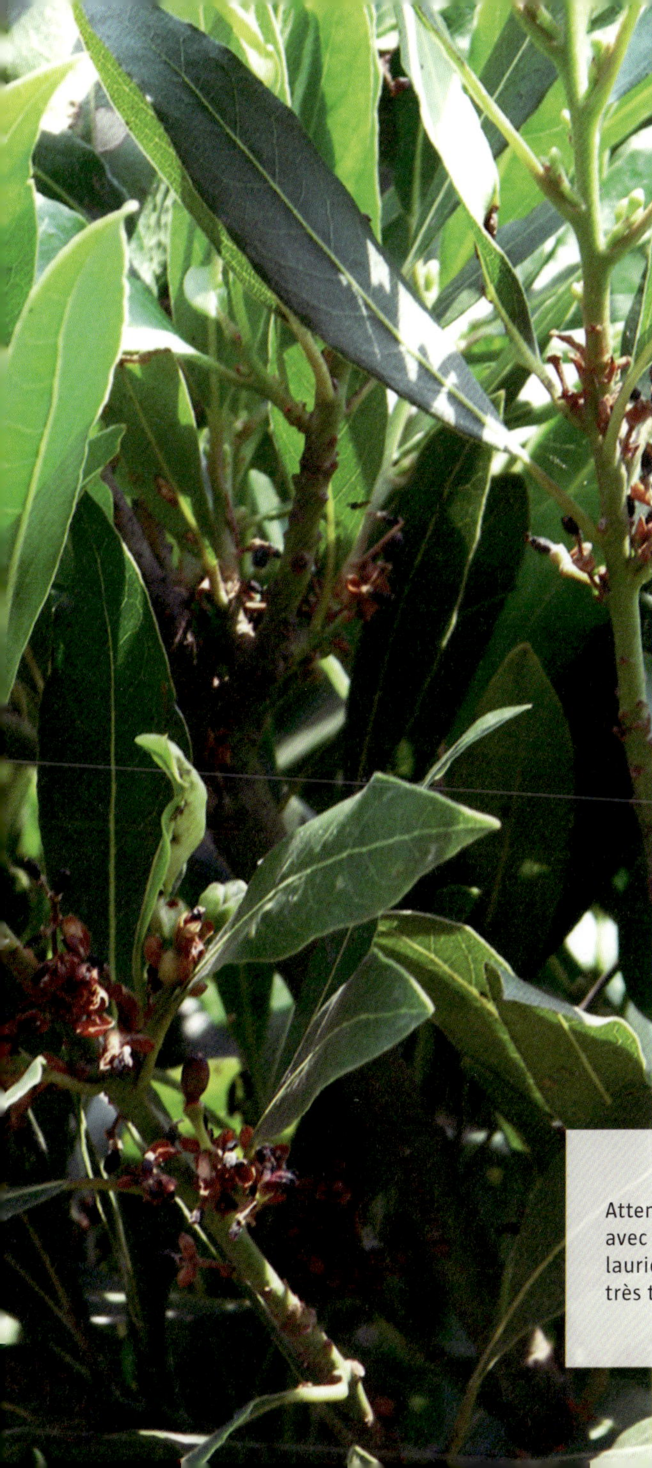

Procédé : distillation
Famille : Lauracées

MODE D'UTILISATION

Voie orale sur prescription médicale.

Voie cutanée diluée en application locale, bain de bouche, et dans l'eau du bain.

Elle doit être utilisée sur une **période courte et non répétitive**.

SYNERGIE

Elle peut être mélangée avec de l'HE d'arbre à thé, de cannelle de Ceylan, de citronnelle, de cyprès, de gaulthérie, de genévrier, de giroflier, de lavande, de thym à thymol...

Attention de ne pas le confondre avec les lauriers décoratifs comme le laurier rose et le laurier du Caucase, très toxiques.

Lavande fine

Lavandula angustifolia - *Partie utilisée : fleurs*

PROPRIÉTÉS

Elle est sédative, anxiolytique, antalgique et anesthésiante locale. Elle est aussi anti-inflammatoire, anti-infectieuse, antifongique et antiparasitaire, hypotensive, vasodilatatrice, spasmolytique, carminative. Elle est dotée de propriétés cicatrisantes.

INDICATIONS

Elle facilite l'**endormissement** et traite les troubles du **sommeil**, le **stress**, l'**irritabilité**, la **migraine** et les difficultés de **concentration.**

Elle diminue les troubles liés à la **ménopause**, calme les **douleurs** et évite les **surinfections** en cas de brûlure, de plaie, de piqûre, de démangeaison, d'acné, d'eczéma et de psoriasis.

Elle soulage les **crampes** et les **contractures** et chasse les **poux.**

Elle est connue également sous les appellations « lavande vraie », « lavande officinale » ou encore « lavande fine ».

Recettes

Anxiété Versez 50 ml d'HV de macadamia ou d'amande douce dans un flacon compte-gouttes et ajoutez 95 gouttes d'HE de lavande fine, 30 gouttes d'HE de camomille noble et 30 gouttes d'HE d'orange douce. Mélangez et massez-vous le plexus solaire avec quelques gouttes le soir avant de vous coucher.

Anxiété de l'enfant Déposez 1 goutte d'HE de lavande fine sur un mouchoir ou sur son doudou pour le rassurer et calmer son anxiété.

Massage apaisant pour enfants Versez 50 ml d'HV d'amande douce dans un flacon compte-gouttes, ajoutez 4 gouttes d'HE de lavande fine et 3 gouttes d'HE de camomille noble et mélangez. Versez 3 gouttes dans le creux de la main et massez doucement le plexus solaire de votre enfant avant de le coucher.

Bain relaxant Versez 5 gouttes d'HE de lavande fine, 8 gouttes d'HE de camomille noble et 5 gouttes d'HE de marjolaine à coquilles dans 1 cuil. à soupe de base neutre, et jetez dans l'eau du bain.

Coup de soleil Versez 5 gouttes d'HE de lavande fine dans ½ cuil. à café d'HV de macadamia ou de noyau d'abricot et massez doucement la zone concernée jusqu'à complète pénétration 2 ou 3 fois par jour.

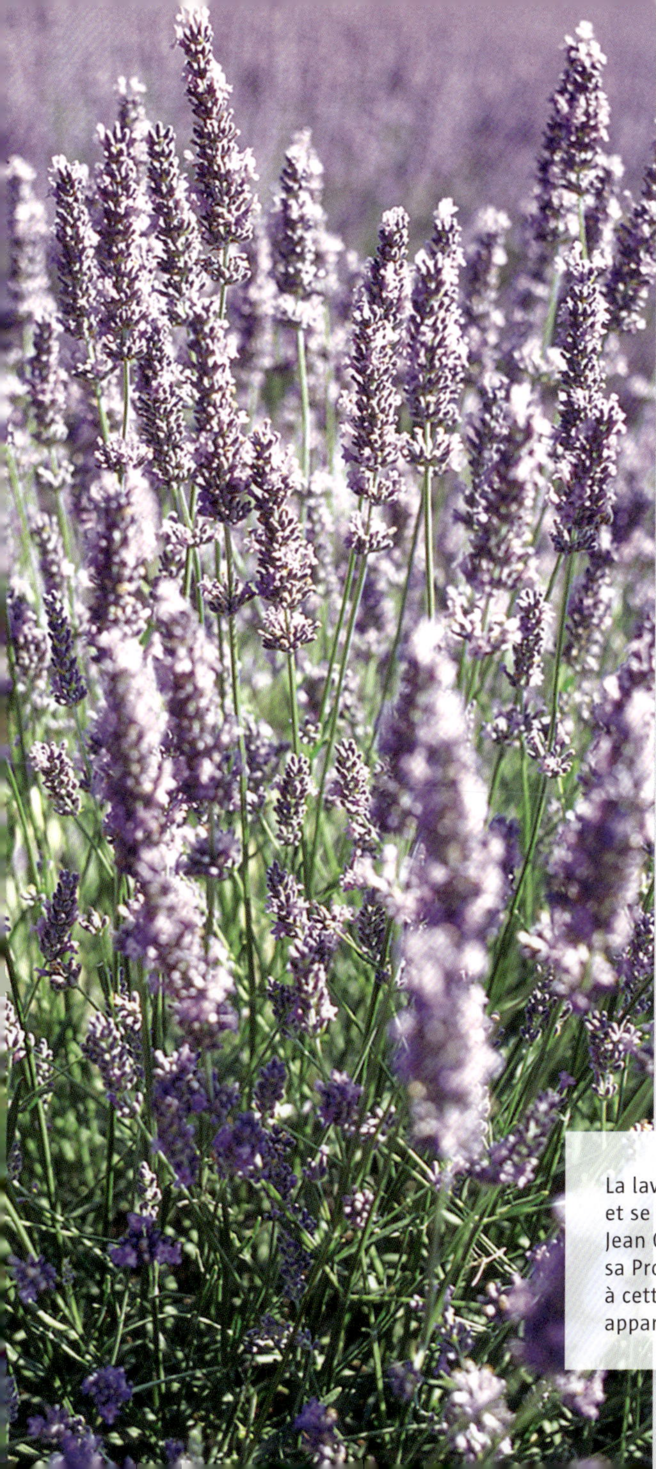

Procédé : distillation
Famille : Lamiacées

MODE D'UTILISATION

Voie orale sur prescription médicale.

Voie cutanée diluée, bain de bouche et dans le bain. Elle peut être utilisée pure en geste d'urgence.

Inhalation.

Diffusion atmosphérique.

SYNERGIE

Elle peut être associée à de l'HE de bergamote, de citron jaune, de cyprès, de géranium rosat, de laurier noble, de pin sylvestre, de romarin à cinéole, de rose et de sauge sclarée…

La lavande « embaume ciel et terre et se joue da la lumière » a écrit Jean Giono, écrivain amoureux de sa Provence natale. Bel hommage à cette plante au parfum suave qui appartient au patrimoine français !

Lavandin abrial

Lavandula hybrida abrialis - *Partie utilisée : fleurs*

PROPRIÉTÉS

Elle est calmante, décontractante, sédative, relaxante, anti-stress et spasmolytique. Elle est aussi antalgique, anti-inflammatoire, microbicide et bactéricide.

INDICATIONS

Elle est recommandée pour calmer l'**anxiété**, les **angoisses** et la **nervosité.**

Elle peut être prescrite en cas d'**état dépressif léger**, de **migraines**, de **problèmes d'endormissement** et de **troubles du sommeil.**

Elle traite les **dermatoses infectieuses**, les **plaies**, les **brûlures** et même les **escarres.**

Elle donne de bons résultats pour dissiper les **crampes** et les **contractures musculaires**, et pour prendre en charge **le physique et le mental des sportifs.**

Hybride naturel, elle résulte de la fécondation de l'ovule de la lavande aspic par le pollen de la lavande fine.

Recettes

Brûlure Appliquez 1 ou 2 gouttes d'HE de lavandin abrial sur la brûlure, 2 ou 3 fois par jour.

Piqûres d'insectes Versez 10 gouttes d'HE de lavandin abrial et de lavande fine, 5 gouttes d'HE de menthe poivrée et d'arbre à thé dans un flacon compte-gouttes et mélangez. Appliquez 2 gouttes sur les piqûres et tapotez pour faire pénétrer 3 ou 5 fois toutes les 15 min.

Contractures musculaires Versez 20 ml d'HV d'arnica dans un flacon et ajoutez 30 gouttes d'HE de lavandin abrial. Massez-vous avant et après un effort physique.

Diffusion apaisante Versez 4 gouttes d'HE de lavandin abrial et 4 gouttes d'HE de mandarine ou d'orange douce dans votre diffuseur. Idéal pour calmer la nervosité et pour favoriser l'endormissement.

Pieds secs Mélangez 3 cuil. à soupe d'HV de noyau d'abricot, 3 cuil. à soupe de glycérine et 6 cuil. à soupe de lanoline blanche au bain-marie et laissez tiédir. Ajoutez 3 gouttes d'HE de lavandin, 2 gouttes d'HE de géranium rosat. Mélangez et versez dans un pot hermétique. Massez vos pieds 1 fois par jour.

Rhume Versez 2 gouttes d'HE de lavandin dans un bol d'eau très chaude et inhalez pendant 5 min avec une serviette-éponge sur la tête.

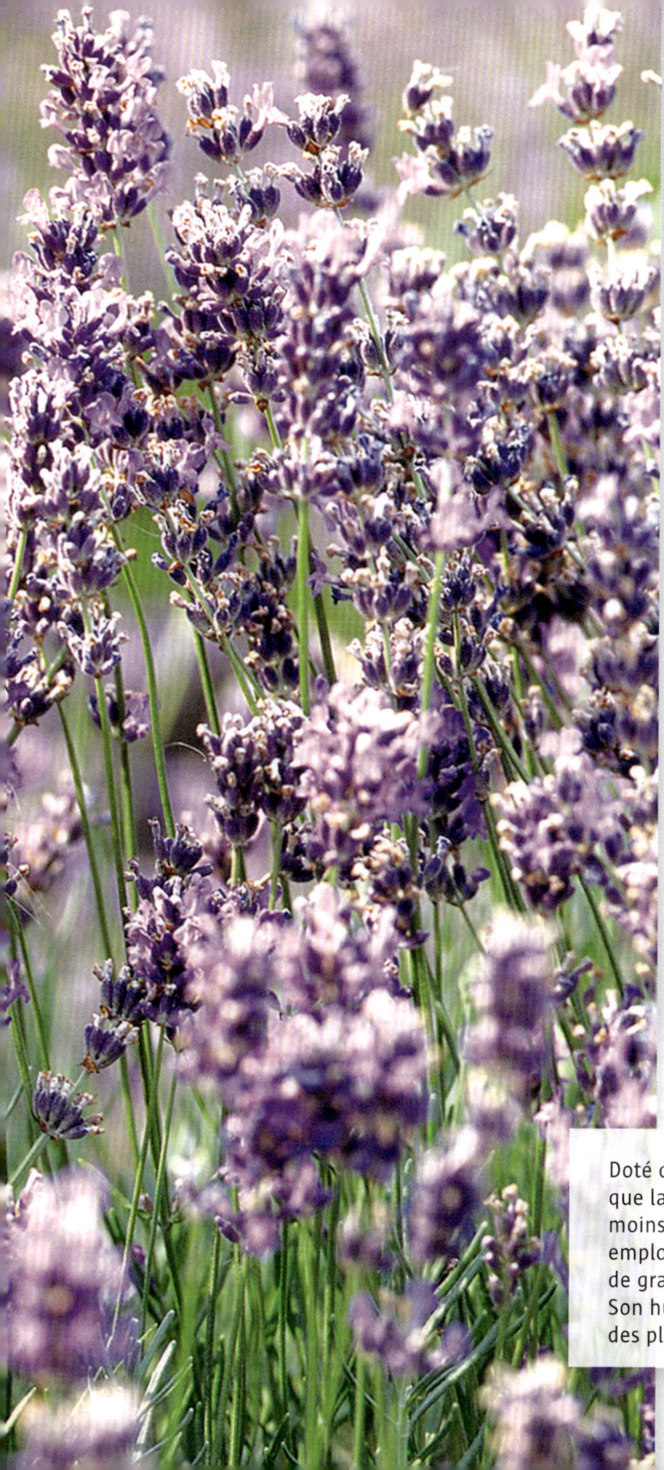

Procédé : distillation
Famille : Lamiacées

MODE D'UTILISATION

Voie orale sur prescription médicale.

Voie cutanée diluée, bain de bouche, et dans l'eau du bain.

Diffusion atmosphérique hors la présence de jeunes enfants.

SYNERGIE

Elle peut être mélangée avec de l'HE de bergamote, de citron jaune, de genévrier, de géranium rosat, de laurier noble, de pin sylvestre, de romarin à cinéole, de rose et de sauge sclarée...

Doté des mêmes propriétés que la lavande, mais nettement moins coûteux, il est surtout employé en France pour les produits de grande consommation.
Son huile essentielle est l'une des plus utilisées au monde.

Mandarinier

Citrus reticulata - *Partie utilisée : zeste*

PROPRIÉTÉS

Elle est antiseptique, anti-inflammatoire, anti-infectieuse, antibactérienne, bactéricide, anti-nauséeuse et antifongique. Elle est aussi modérément calmante, sédative et un peu hypnotique.

INDICATIONS

Elle traite les problèmes d'**angoisse** et de **stress.**

Elle favorise l'**endormissement** et est recommandée en cas de **troubles du sommeil**, notamment en diffusion atmosphérique pour les enfants.

Elle soigne les **infections hivernales** et traite les **spasmes intestinaux**, les **coliques** et les **troubles digestifs.**

Elle est préconisée pour les problèmes des **peaux grasses** et d'**acné**, les infections de la peau, mais aussi contre les **vergetures**, en prévention.

Originaire d'Asie du Sud-Est, ce petit arbre est arrivé en Europe par la route de la Soie, au milieu du XIXe siècle.

Recettes

Bain relaxant Versez à parts égales 5 gouttes d'HE de mandarine, de lavande fine, de bergamote et d'orange douce dans 1 cuil. à soupe de base neutre pour le bain et jetez dans l'eau. Restez 10 à 15 min et ne vous rincez pas. À faire juste avant d'aller vous coucher.

Anxiété Versez 5 gouttes d'HE de mandarine dans 1 cuil. à café d'HV d'amande douce ou de noyau d'abricot et massez la plante des pieds. À ne pas faire avant de vous exposer au soleil.

Digestion difficile Versez 1 goutte d'HE de mandarine dans ½ cuil. à café de miel et laissez fondre dans la bouche, 3 ou 4 fois par jour pendant 1 semaine. Au-delà, consultez un médecin.

Hoquet Versez 2 gouttes d'HE de mandarine dans 1 cuil. à café de miel et laissez fondre dans la bouche.

Nervosité de l'enfant de plus de 3 ans Versez 1 goutte d'HE de mandarine et d'orange douce dans une compote ou un yaourt au repas du soir.

Peau grasse Versez 50 ml d'HV de macadamia dans un flacon compte-gouttes. Ajoutez 5 gouttes d'HE de mandarine et de géranium rosat et mélangez. Appliquez quelques gouttes sur le visage et le cou, par massage matin et soir en cure, jusqu'à ce que le flacon soit vide.

Procédé : pression à froid
Famille : Rutacées

MODE D'UTILISATION

Voie orale notamment en grog.

Voie cutanée très diluée et dans l'eau du bain.

Diffusion atmosphérique.

SYNERGIE

Elle peut être mélangée avec de l'HE de bergamote, de camomille romaine, de citron jaune, de lavande fine, de marjolaine à coquilles, de pamplemousse, de sarriette, de verveine, de citronnelle, d'ylang-ylang...

Connu et utilisé depuis des millénaires en Chine pour la préparation de médicaments, le mandarinier doit, paraît-il, son nom aux mandarins chinois vêtus d'une robe jaune, qui recevaient ce fruit en offrande.

Marjolaine à coquilles

Origanum majorana - *Partie utilisée : sommités fleuries*

PROPRIÉTÉS

Elle est antibactérienne, anti-infectieuse, antiseptique, antivirale, antispasmodique et antidépressive. Elle est immunostimulante, calmante, anxiolytique, sédative, mais aussi neurotonique.

INDICATIONS

Elle traite les **troubles nerveux**, du **sommeil** et de l'**humeur** (états de dépressif léger, angoisse, fébrilité, anxiété, stress), facilite l'**endormissement** et dissipe la fatigue.

Elle est également préconisée en cas de **digestion difficile**, de **douleurs rhumatismales ou articulaires** et de **vertiges**.

Enfin, elle est un bon soutien pour celles et ceux qui décident d'**arrêter de fumer** en évitant les crises de boulimie et l'irritabilité.

Cette plante herbacée, vivace et aromatique, est aussi appelée « marjolaine des jardins ».

Recettes

Digestion difficile Versez 2 gouttes d'HE de marjolaine à coquilles dans ½ cuil. à café de miel ou d'HV d'olive et laissez fondre dans la bouche avant chaque repas ou dès que la douleur survient. À faire en cure de 3 semaines.

Troubles du sommeil Versez 5 gouttes d'HE de marjolaine à coquilles et 5 gouttes d'HE de bois de rose dans un diffuseur placé 1 h avant d'aller vous coucher.

Vertiges Versez 2 gouttes d'HE de marjolaine à coquilles et de menthe poivrée dans ½ cuil. à café de miel et laissez fondre dans la bouche après chaque repas. À faire en cure de 2 semaines.

Douleurs abdominales liées au stress Versez 80 gouttes d'HV de macadamia ou de noisette dans 1 flacon compte-gouttes. Ajoutez 8 gouttes d'HE de marjolaine à coquilles et massez le ventre 2 ou 3 fois par jour.

Coupe-grignotage Mélangez 3 gouttes d'HE de marjolaine à coquilles et de camomille romaine, massez les veines à l'intérieur de chaque poignet, tout en respirant profondément par le ventre.

Stress Appliquez en massage doux 1 goutte d'HE de marjolaine à coquilles sur la face interne de chaque poignet et sur le plexus solaire, 2 ou 3 fois par jour.

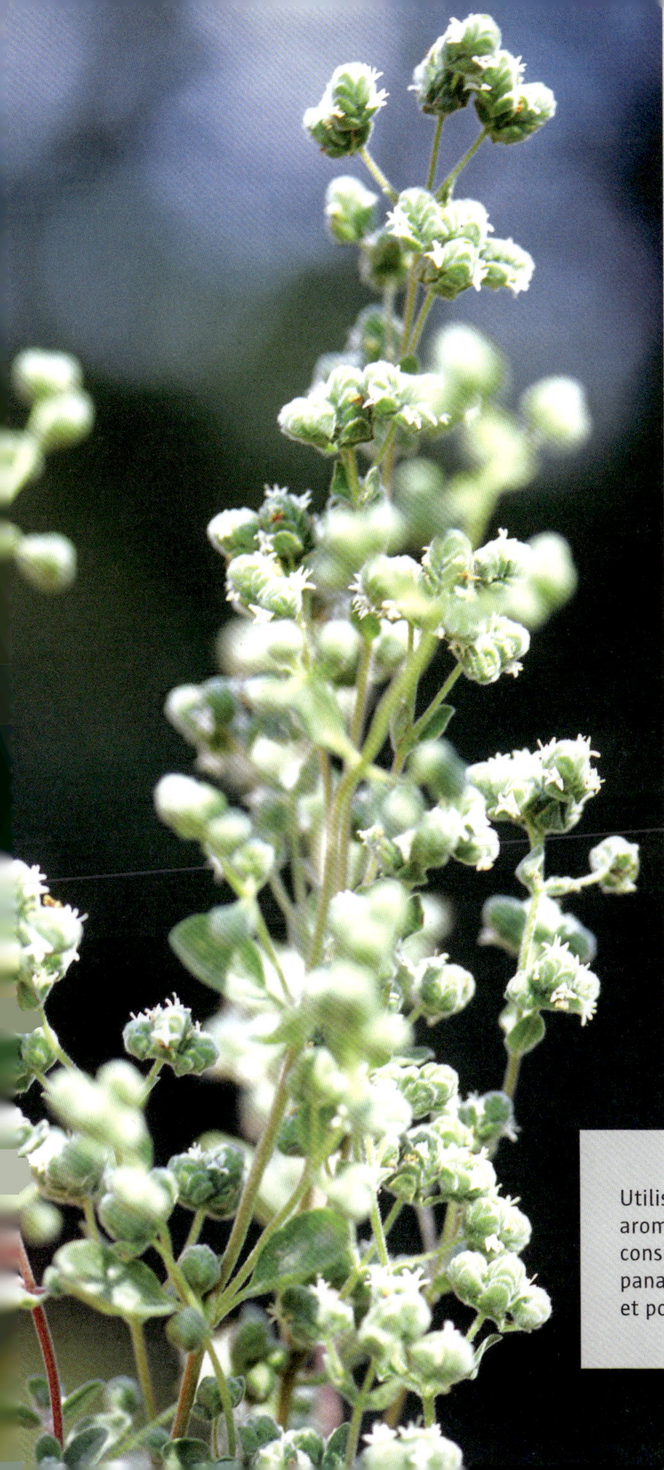

Procédé : distillation
Famille : Lamiacées

MODE D'UTILISATION

Voie orale.

Voie cutanée diluée en application locale, bain de bouche ou dans l'eau du bain.

Inhalation.

Diffusion atmosphérique.

SYNERGIE

Elle peut être mélangée avec de l'HE de basilic commun, de bergamote, de bois de rose, de camomille romaine, de citron jaune, de cèdre de l'Atlas, d'eucalyptus radié, de gaulthérie...

Utilisée depuis l'Antiquité comme aromate et en tisane, elle était considérée par les Grecs comme la panacée pour calmer les douleurs et pour apaiser l'esprit des morts.

Menthe poivrée

Mentha piperita - *Partie utilisée : parties aériennes*

PROPRIÉTÉS

Elle est antalgique, anti-infectieuse, antifongique, antivirale, anti-inflammatoire, antispasmodique, vasoconstrictrice, tonique et antioxydante.

INDICATIONS

Elle combat les **infections respiratoires**, les **spasmes digestifs** et les **problèmes gastro-intestinaux.** Elle traite les **états nauséeux** (y compris post-opératoires) et les **vomissements.**

Elle a une action positive sur le système nerveux. Elle redonne du **tonus** et améliore la **concentration.**

Elle soulage les **démangeaisons** et les **irritations cutanées**, soigne l'**herpès**, apaise les **coups de soleil**, mais aussi les **douleurs**, notamment musculaires, névralgiques et maux de tête.

Cette plante hybride est issue du croisement de la menthe aquatique et de la menthe verte.

Recettes

Démangeaisons Mélangez 3 gouttes d'HE de menthe poivrée dans 8 gouttes d'HV de calendula ou d'amande douce et massez doucement la zone concernée 3 ou 4 fois par jour jusqu'à disparition du symptôme.

Maux de tête occasionnels Déposez 1 goutte d'HE de menthe poivrée sur chaque index et massez les tempes et la nuque. Évitez tout contact avec les yeux. Si la douleur persiste, consultez un médecin.

Crampes d'estomac Versez 50 ml d'HV de macadamia ou de noyau d'abricot dans un flacon hermétique. Ajoutez 50 gouttes d'HE de menthe poivrée et mélangez. Massez l'estomac dans le sens des aiguilles d'une montre après chaque repas.

Haleine fraîche Versez 2 gouttes d'HE de menthe poivrée dans ½ verre d'eau et faites des bains de bouche sans avaler 2 ou 3 fois par jour.

Fatigue Versez 10 gouttes d'HE de menthe poivrée et de romarin dans 1 cuil. à soupe de base neutre pour le bain et jetez dans l'eau. Restez 10 à 15 min et séchez-vous sans vous rincer.

Mal des transports et nausées Déposez 1 goutte d'HE de menthe poivrée dans ½ cuil. à café de miel et laissez fondre dans la bouche avant de partir.

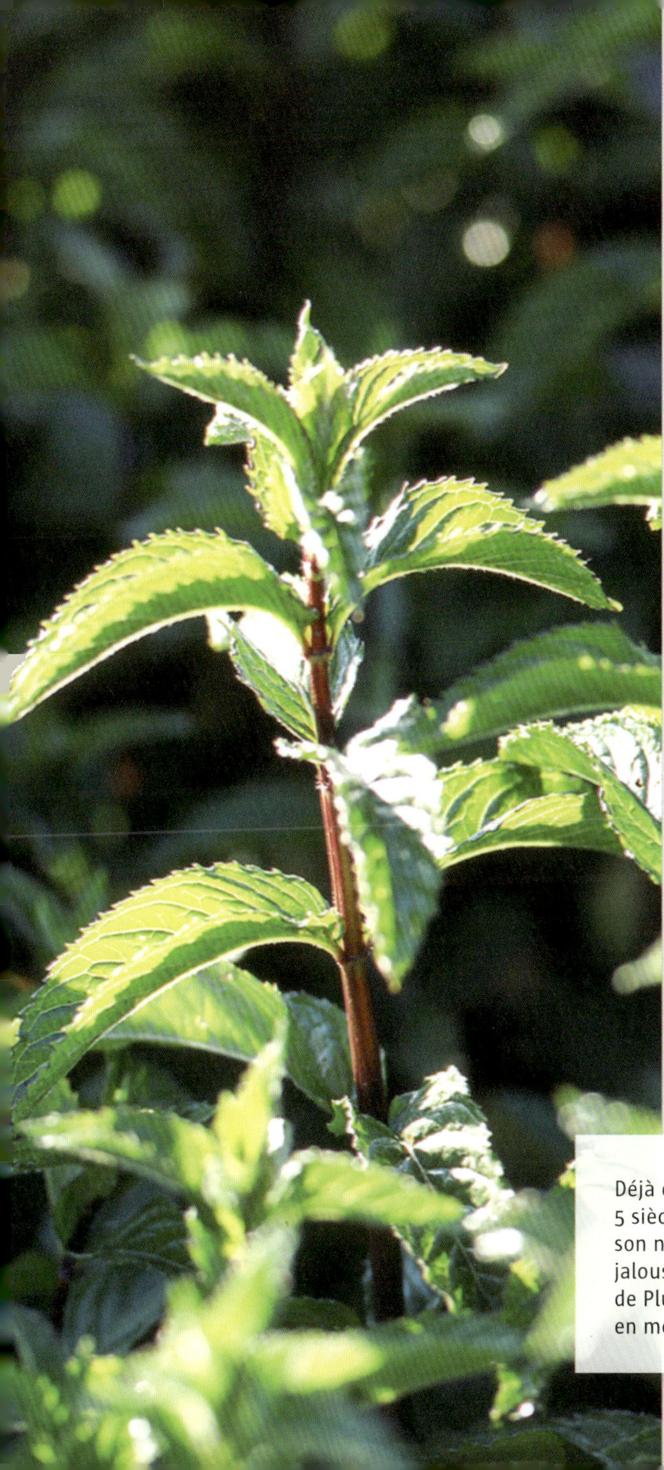

Procédé : distillation
Famille : Lamiacées

MODE D'UTILISATION

Voie orale.

Voie cutanée diluée en application locale, friction, massage et dans l'eau du bain.

Inhalation sèche.

Diffusion atmosphérique.

SYNERGIE

Elle peut être mélangée avec l'HE de bois de rose, de citron jaune, de cyprès, de coriandre, de genièvre, de lavande fine, de marjolaine, de pin sylvestre, de romarin…

Déjà connue des Babyloniens 5 siècles av. J.-C., la menthe devrait son nom à la nymphe Minthe jalousée par Prospérine, l'épouse de Pluton, qui l'aurait transformée en menthe sauvage par jalousie !

Myrte rouge

Myrtus communis - *Partie utilisée : feuilles*

PROPRIÉTÉS

Elle est antivirale, antispasmodique, anti-inflammatoire et bactéricide. Elle est aussi expectorante, calmante et sédative. Elle est insecticide et insectifuge.

INDICATIONS

Elle combat les **infections respiratoires et broncho-pulmonaires.**

Elle soigne également les **infections digestives**, **pulmonaires** et **urinaires**, mais aussi les **hémorroïdes** et les **ulcérations** cutanées.

Elle soulage les sensations de **jambes lourdes**, les **courbatures** et les **crampes** et est préconisée avant un effort physique pour les éviter.

Elle est très efficace pour **éloigner les moustiques** et autres insectes.

Cet arbuste est doté de petites feuilles à l'odeur très agréable, de fleurs blanches et de baies utilisées comme aromate.

Recettes

Bronchite Achetez en pharmacie un flacon de 250 ml de sirop de fleurs pectorales. Ajoutez 25 gouttes d'HE de myrte rouge, 25 gouttes d'HE d'eucalyptus globuleux, 10 gouttes d'HE de pin sylvestre et 10 gouttes d'HE de ravintsara. Mélangez et avalez 1 cuil. à soupe, 1 à 3 fois par jour entre les repas.

Prévention des infections des bronches Versez 50 ml d'HV de macadamia dans un flacon hermétique et ajoutez 15 gouttes d'HE de myrte rouge et de ravintsara et 28 gouttes d'HE de sapin baumier. Massez le thorax et le haut du dos 1 fois par jour en hiver.

Diffusion antivirus Versez 15 gouttes d'HE de myrte rouge et 10 gouttes d'HE de lavande fine dans votre diffuseur d'arôme. Idéal pour assainir l'atmosphère de la maison en hiver.

Bain anti-trachéite Versez 20 gouttes d'HE de myrte rouge dans 1 cuil. à soupe de base neutre pour le bain et versez dans l'eau chaude. Restez 15 min et séchez-vous sans rincer. À faire avant d'aller vous coucher.

Hémorroïdes Versez 50 ml d'HV de millepertuis dans un flacon compte-gouttes et ajoutez 50 gouttes d'HE de myrte rouge. Appliquez localement quelques gouttes pendant 3 ou 4 jours. Si le problème persiste, consultez un médecin.

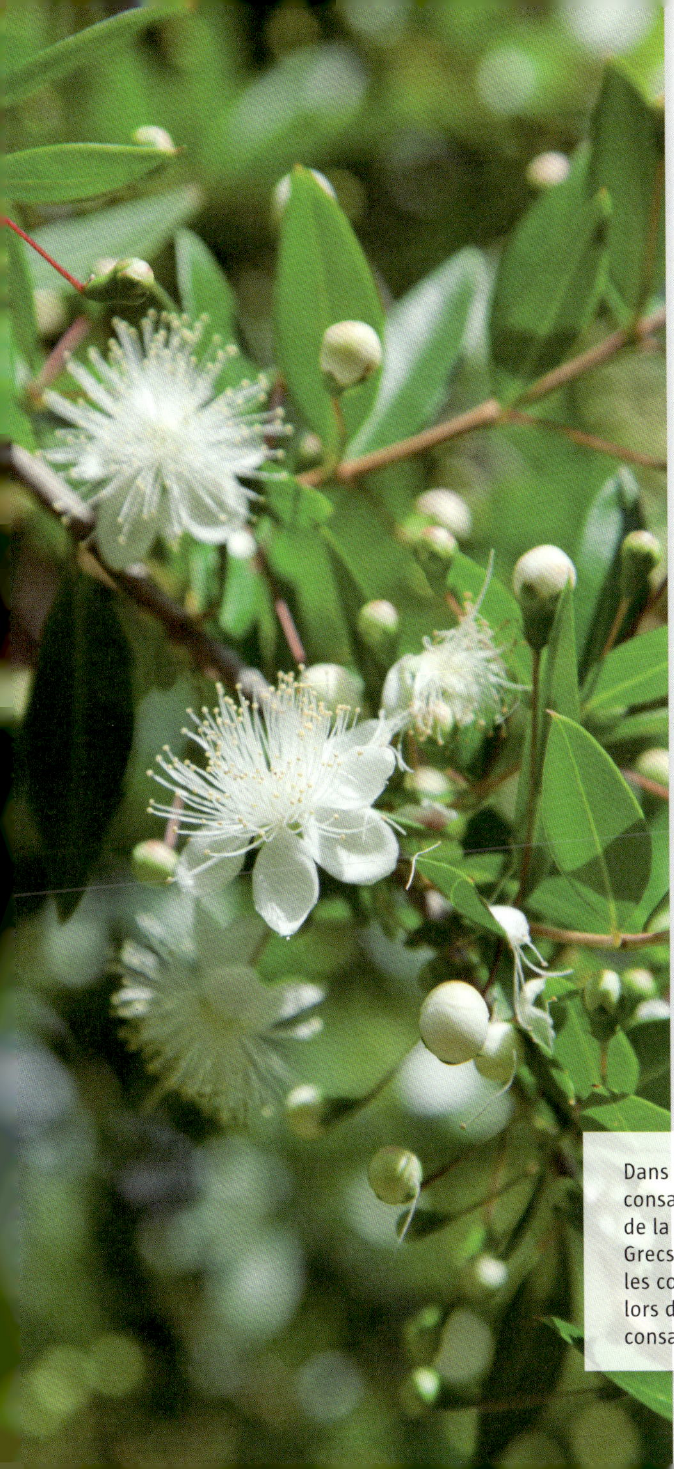

Procédé : distillation
Famille : Myrtacées

MODE D'UTILISATION

Voie orale.

Voie cutanée diluée en application locale, friction, massage et dans l'eau du bain.

Inhalation.

Diffusion atmosphérique.

SYNERGIE

Elle peut être mélangée avec de l'HE d'arbre à thé, de bergamote, de bois de rose, de citron jaune, de lavande vraie, de lemongrass, de sapin baumier et de sauge sclarée...

Dans l'Antiquité, le myrte était consacré à Vénus-Aphrodite, déesse de la beauté et de l'amour et les Grecs s'en servaient pour tresser les couronnes en son hommage lors des cérémonies qui lui étaient consacrées.

Niaouli

Melaleuca viridiflora (syn. M. quinquenervia) - *Partie utilisée : feuilles*

PROPRIÉTÉS

Elle est anti-infectieuse, anti-inflammatoire, antivirale, antiparasitaire et antifongique. Elle est aussi bactéricide, notamment sur les germes résistants, expectorante, décongestionnante et mucolytique. Elle est aussi cicatrisante et insectifuge.

INDICATIONS

Elle permet de combattre les **infections respiratoires**, les **infections virales.**

Elle est préconisée en cas d'**infections gynécologiques** et d'**infections urologiques.**

Elle peut aussi être utilisée pour traiter les **affections cutanées**, les **piqûres d'insecte** et les **coups de soleil**. Et donne de bons résultats en prévention des **brûlures** dues à la radiothérapie.

Proche de l'eucalyptus, il est doté de feuilles vertes à l'odeur camphrée.

Recettes

Coup de soleil Versez 25 ml d'HV de calendula ou de rose musquée dans un flacon hermétique. Ajoutez 60 gouttes d'HE de niaouli et 60 gouttes d'HE de lavande fine et mélangez. Appliquez en massage doux sur les zones concernées plusieurs fois par jour jusqu'à disparition de la sensation de chaleur ou de brûlure.

Rhume Versez 3 gouttes d'HE de niaouli dans un bol d'eau chaude et inhalez 10 min avec une serviette-éponge sur la tête 2 ou 3 fois par jour jusqu'à guérison.

Confort urinaire Diluez 1 goutte d'HE de niaouli et 2 gouttes d'HE de citron jaune dans 1 cuil. à café de miel et versez dans une tisane diurétique (par exemple de queues de cerises). Buvez tiède avant chaque repas pendant une semaine.

Bain anti-grippe Versez 20 gouttes d'HE de niaouli dans 1 cuil. à soupe de base neutre pour le bain et versez dans l'eau bien chaude. Restez 10 à 15 min et ne vous rincez pas. À faire tous les soirs avant d'aller vous coucher, pendant 1 semaine.

Radiothérapie – prévention de brûlure (après avis médical) Versez 100 ml d'HV de calendula dans un flacon compte-gouttes, ajoutez 100 gouttes d'HE de niaouli et mélangez. Appliquez sur la zone qui sera irradiée par massage doux 15 min avant et 15 min après chaque séance. À faire pendant tout le traitement.

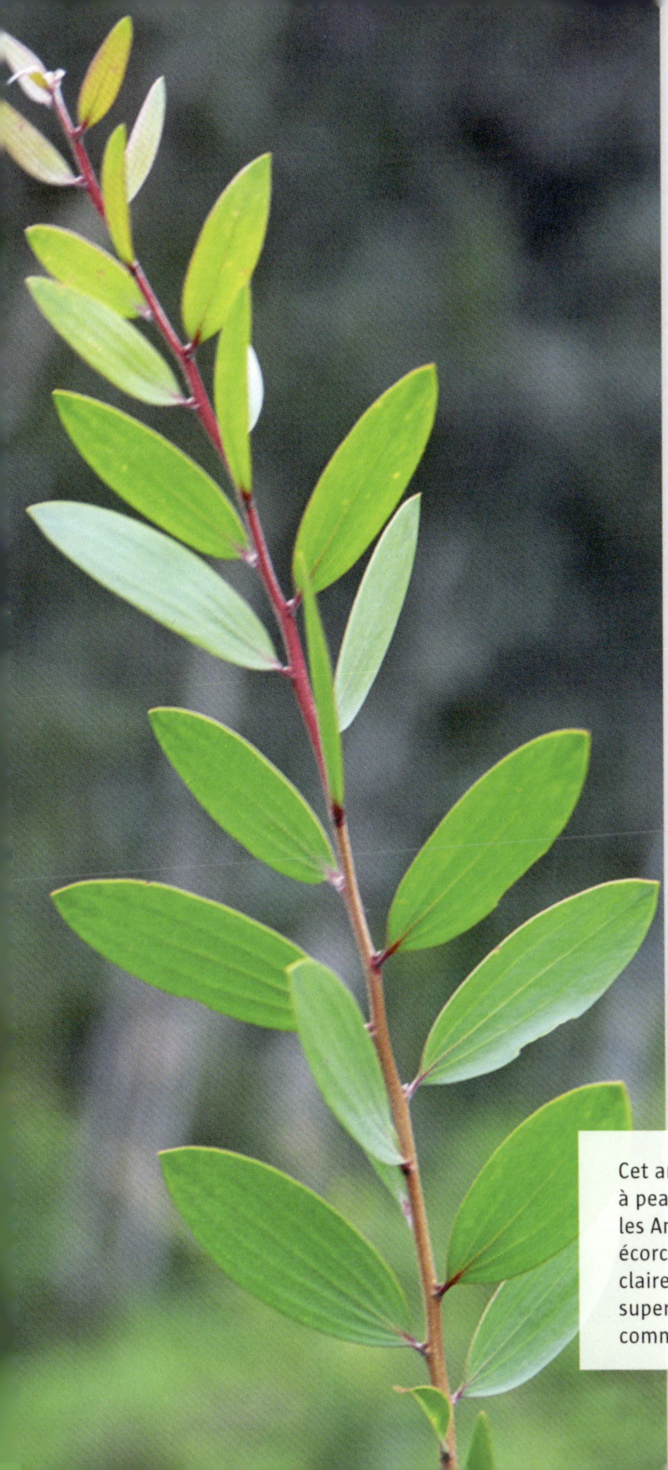

Procédé : distillation
Famille : Myrtacées

MODE D'UTILISATION

Voie orale sur prescription médicale.

Voie cutanée diluée et dans le bain.

Inhalation.

Diffusion atmosphérique (avec d'autres HE à cause de son odeur).

SYNERGIE

Elle peut être mélangée avec de l'HE d'arbre à thé, de bergamote, de cajeput, de citron jaune, d'eucalyptus, de genièvre, de lavande fine, de ravintsara, de sarriette...

Cet arbre est surnommé « arbre à peau » mais aussi « paper » par les Anglo-Saxons, en raison de son écorce molle et de couleur très claire composée de 10 à 20 couches superposées, qui se détachent comme du papier.

Orange douce

Citrus sinensis - *Partie utilisée : zeste*

PROPRIÉTÉS

Elle est cholérétique et cholagogue, bactéricide, antifongique et antivirale. Elle est aussi calmante, anti-stress et sédative, anti-nauséeuse et régulatrice des troubles digestifs. Elle est assainissante et désodorisante.

INDICATIONS

Elle rééquilibre le système nerveux, apaise les **tensions**, dissipe l'**anxiété**, le **stress**, les **palpitations** et les **spasmes cardiaques.**

Elle favorise l'**endormissement** et aide à retrouver un sommeil paisible.

Détoxifiante hépatique, elle facilite l'évacuation de la bile. Elle donne de l'**appétit** et facilite la **digestion.**

Elle combat le relâchement cutané, apaise les **piqûres d'insectes**, **purifie** et **parfume** l'air ambiant.

Cet arbre fruitier ne doit pas être confondu avec l'oranger amer dont est extraite l'huile essentielle de petitgrain bigaradier et de néroli.

Recettes

Crampes d'estomac Versez 60 ml d'HV de camomille dans un flacon compte-gouttes, ajoutez 60 gouttes d'HE d'orange douce et 60 gouttes d'HE de lavande fine et mélangez. Massez doucement le plexus solaire avec des mouvements de rotation dans le sens des aiguilles d'une montre, après chaque repas.

Insomnies Versez 4 gouttes d'HE d'orange douce dans une tisane détente miellée. Buvez une première tasse à 17 h puis une seconde avant de vous coucher.

Diffusion apaisante Versez à parts égales 10 gouttes d'HE d'orange douce, de mandarine, de bergamote, de petitgrain ou d'ylang-ylang dans votre diffuseur.

Anxiété, stress Versez 2 gouttes d'HE d'orange douce dans ½ cuil. à café de miel et laissez fondre dans la bouche le matin et 2 ou 3 fois dans la journée si besoin.

Teint terne Versez 30 ml d'HV de carotte et 30 ml d'HV de noyau d'abricot dans un flacon hermétique, ajoutez 4 gouttes d'HE d'orange douce et mélangez. Appliquez quelques gouttes sur le visage le matin.

Relâchement cutané Ajoutez 1 goutte d'HE d'orange douce dans une noisette de votre crème de jour et de nuit. Appliquez sur le visage et le cou le soir.

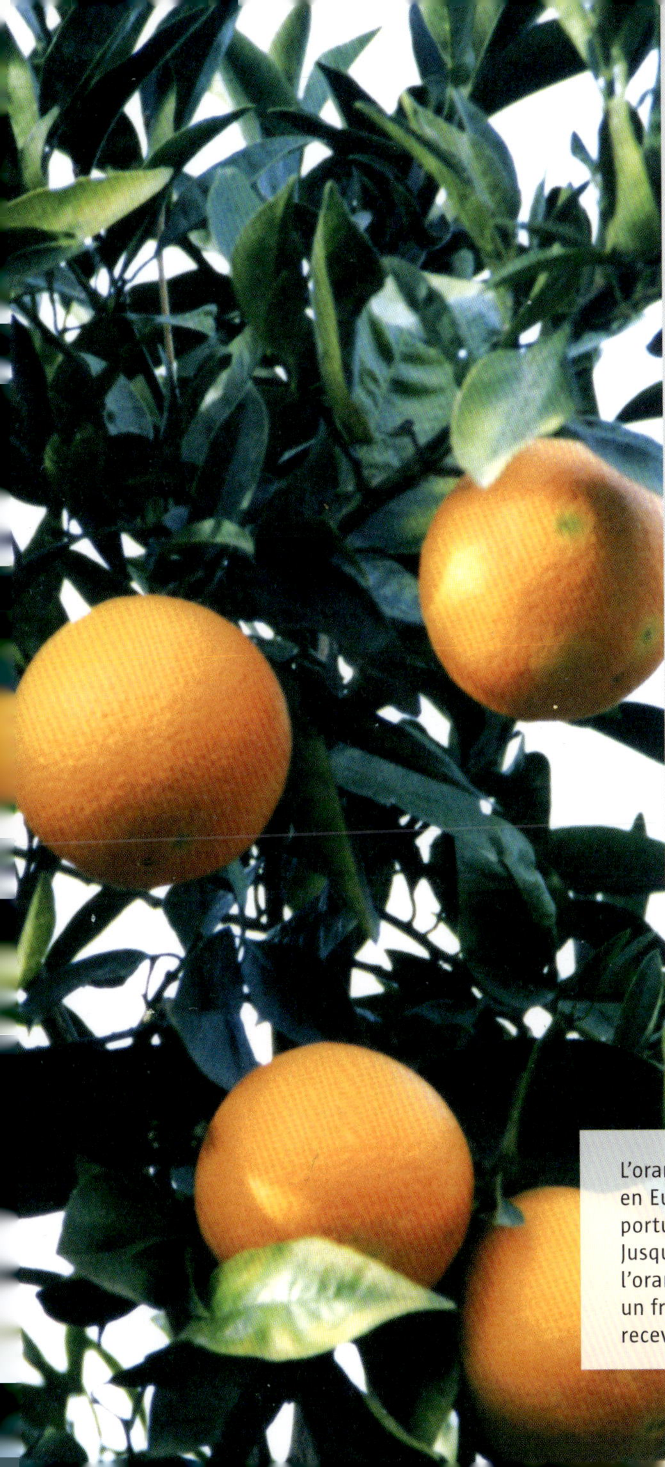

Procédé : pression à froid
Famille : Rutacées

MODE D'UTILISATION

Voie orale sur prescription médicale.

Voie cutanée diluée en application locale, friction, massage et dans l'eau du bain.

Diffusion atmosphérique.

SYNERGIE

Elle peut être mélangée avec de l'HE de bergamote, de citron jaune, d'eucalyptus radié, de lavande fine, de pamplemousse, de pin sylvestre, de ravintsara et d'ylang-ylang...

L'oranger a été découvert et introduit en Europe par les navigateurs portugais à la fin du XVe siècle. Jusqu'au début du XXe siècle, l'orange a été considérée comme un fruit exotique que les enfants recevaient pour Noël.

Origan vert

Origanum heracleoticum - *Partie utilisée : parties aériennes*

PROPRIÉTÉS

Elle est anti-infectieuse à large spectre, antibactérienne, anti-microbienne, antivirale, antifongique, antiparasitaire et bactéricide. Elle est aussi non irritante pour l'intestin, immunostimulante, tonique et antioxydante.

INDICATIONS

Elle permet de soigner les **infections intestinales** (diarrhées d'origine bactérienne) et les **infections respiratoires** (angines, laryngites, rhinopharyngites, sinusites).

Elle est aussi recommandée en cas d'**infections urinaires** (crises de cystite, infections génitales), d'**infections cutanées** (abcès) et de **mycoses.**

Originaire des pays du bassin méditerranéen, cette plante herbacée est dotée de feuilles ovales dentelées et pointues et de fleurs roses ou pourpres.

Recettes

Angine Versez 60 ml de teinture-mère de calendula dans un flacon hermétique, ajoutez à parts égales 60 gouttes d'HE d'origan vert, d'arbre à thé, de cannelle de Ceylan et de citron jaune et mélangez. Versez 30 gouttes dans un verre d'eau tiède et faites un gargarisme surtout sans avaler, 2 fois par jour.

Gorge irritée Versez 2 gouttes d'HE d'origan vert et de citron jaune dans 1 cuil. à café de miel et sucrez-en votre infusion de camomille. Buvez tiède. À faire 2 ou 3 fois par jour pendant 1 semaine maxi.

Diarrhée bactérienne Versez 2 gouttes d'HE d'origan vert dans ½ cuil. à café de miel et laissez fondre dans la bouche 2 fois par jour pendant 5 jours.

Candidose intestinale (sur avis médical) Versez 50 ml d'HV de pépins de raisin dans un flacon compte-gouttes, ajoutez à parts égales 30 gouttes d'HE d'origan vert, d'arbre à thé, de cannelle de Ceylan et de lavande et mélangez. Versez 30 gouttes dans un peu d'eau et avalez avant chaque repas pendant 1 semaine.

Baisse de libido Versez 10 gouttes d'HE d'origan vert dans 1 cuil. à soupe de base neutre pour le bain et jetez dans l'eau. Restez 10 à 15 min puis séchez-vous sans vous rincer.

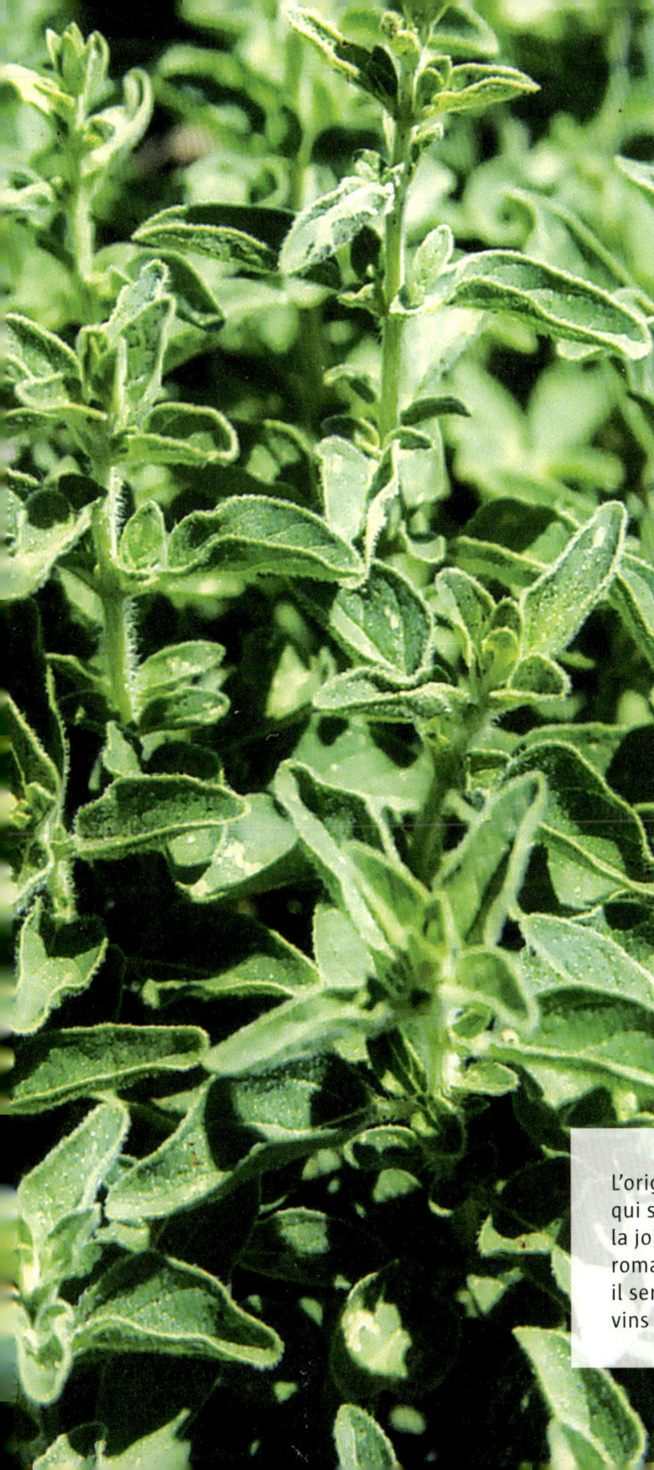

Procédé : distillation
Famille : Lamiacées

MODE D'UTILISATION

Voie orale sur prescription médicale.

Voie cutanée diluée en application locale, et dans l'eau du bain.

Inhalation.

Diffusion atmosphérique.

SYNERGIE

Elle peut être mélangée avec de l'HE d'arbre à thé, de camomille romaine, de cannelle, de citron jaune, d'eucalyptus, de géranium rosat, de lavande, de menthe poivrée, de patchouli, de pin sylvestre...

L'origan doit son nom à « oros » qui signifie la montagne et « ganos » la joie. Conseillé par les herboristes romains pour ses vertus digestives, il servait également à parfumer les vins capiteux de l'époque.

Pamplemoussier

Citrus paradisi - *Partie utilisée : zeste*

PROPRIÉTÉS

Elle est antiseptique, antifongique, antivirale, bactéricide et anti-dépressive. Elle est aussi digestive, détoxifiante hépatique, protectrice pour le foie, diurétique, cardiotonique et stimulante pour le système immunitaire. Elle est astringente et antioxydante.

INDICATIONS

Elle régule les **troubles digestifs.** Elle combat les **états dépressifs** légers.

Elle peut être utilisée pour les cures de **détox**, pour favoriser l'**élimination des toxines.**

Elle combat la **rétention d'eau** et lutte contre la **cellulite**. Très diluée, elle est **astringente** pour les peaux mixtes.

Elle est **rafraîchissante.** Elle supprime les **mauvaises odeurs** et **purifie l'air** ambiant.

*L'origine du pamplemousse vrai (*Citrus maxima ou C. grandis*) est encore sujette à controverse, mais il semble qu'il soit originaire de Malaisie.*

Recettes

Soin équilibrant peau mixte Versez 30 ml d'HV de noisette et 20 ml d'HV de jojoba dans un flacon compte-gouttes, ajoutez 8 gouttes d'HE de pamplemousse, 8 gouttes d'HE de citron jaune, 8 gouttes d'HE de lavande fine et mélangez. Appliquez 4 gouttes sur la peau démaquillée le soir à la place de la crème de nuit.

Soin anti-taches pigmentaires Versez 50 ml d'HV de rose musquée dans un flacon compte-gouttes, ajoutez 6 gouttes d'HE de pamplemousse, 8 gouttes d'HE de citron jaune et de géranium rosat et mélangez. Appliquez 4 ou 5 gouttes sur la peau démaquillée (visage, cou et décolleté), le soir à la place de la crème de nuit.

Huile vivifiante pour le corps Versez 50 ml d'HV de macadamia et 50 ml d'HV de jojoba dans un flacon hermétique. Ajoutez 10 gouttes d'HE de pamplemousse, 15 gouttes d'HE de mandarine et 15 gouttes d'HE de géranium rosat. Mélangez et massez la peau après la douche. Exposition au soleil déconseillée.

Fatigue intellectuelle Versez 5 gouttes d'HE de pamplemousse, de citron jaune et de menthe poivrée dans votre diffuseur. Vous pouvez aussi verser 2 gouttes d'HE de pamplemousse sur un mouchoir et respirez. À faire 2 ou 3 fois dans la journée.

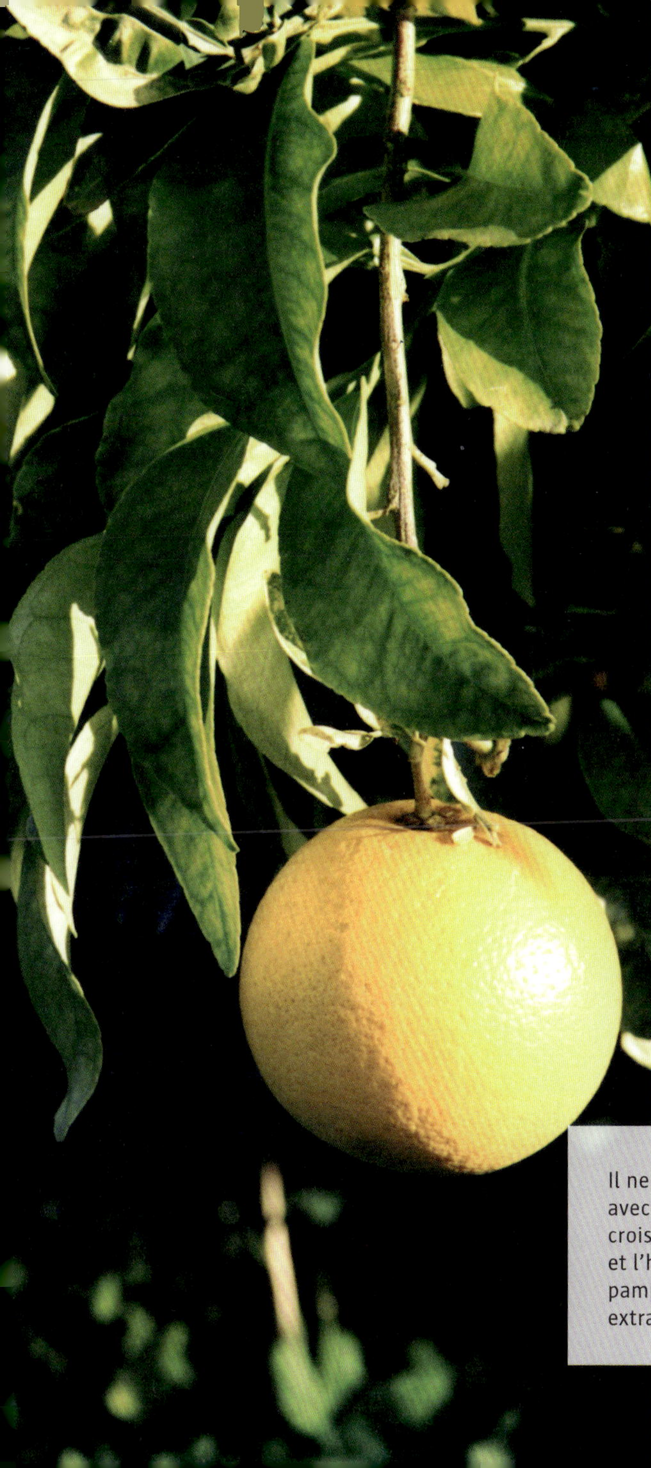

Procédé : pression à froid
Famille : Rutacées

MODE D'UTILISATION

Voie orale sur prescription médicale.

Voie cutanée diluée avec prudence.

Diffusion atmosphérique.

SYNERGIE

Elle peut être mélangée avec de l'HE de bergamote, de bois de rose, de cèdre de l'Atlas, de citron jaune, d'encens, de géranium rosat, de lavande fine, de myrrhe, de jasmin, d'ylang-ylang...

Il ne faut pas le confondre avec le pomelo résultat d'un croisement entre pamplemoussier et l'huile essentielle dite « de pamplemousse », qui est en réalité extraite du zeste du pomelo.

Petitgrain bigaradier

Citrus aurantium ssp bigaradia - *Partie utilisée : feuilles*

PROPRIÉTÉS

Elle est anti-infectieuse, antifongique, antispasmodique, antitoxique et bactéricide. Elle est aussi antalgique, sédative, anxiolytique, spasmolytique, anesthésiante locale et stimulante du système immunitaire. Enfin, elle est cicatrisante.

INDICATIONS

Elle est recommandée pour soigner les **troubles nerveux** et pour retrouver un **sommeil** paisible.

Elle soigne les **infections cutanées**, soulage les **crampes** et les **contractures**, calme les quintes de **toux**, les **troubles digestifs**, et facilite l'évacuation des gaz.

Elle est recommandée pour régulariser la production de **sébum** des peaux et des cheveux gras, et pour régénérer le tissu cutané.

Le bigaradier ou oranger amer est un arbre tropical de la même famille que l'oranger doux.

Recettes

Peaux dévitalisées Déposez 1 goutte d'HE de petitgrain bigarade dans 1 noisette de votre crème de jour et de nuit et appliquez matin et soir en cure de 2 ou 3 mois.

Fatigue saisonnière Versez 20 ml d'HV de bourrache dans un flacon compte-gouttes et ajoutez 20 gouttes d'HE de petitgrain bigarade et 10 gouttes d'HE de lavande fine. Appliquez en massage sur les épaules, le thorax et le ventre après la douche ou le bain.

Difficulté d'endormissement Versez 2 gouttes d'HE de petitgrain bigarade dans ½ cuil. à café de miel et laissez fondre dans la bouche, 2 ou 3 fois par jour à partir de 16 h.

Stress, anxiété Versez 5 gouttes d'HE de petitgrain bigarade, d'orange douce et de mandarine dans un diffuseur. À faire 10 min, plusieurs fois dans la journée.

Insomnies Versez 3 gouttes d'HE de petitgrain bigarade, de bergamote et de marjolaine à coquilles dans ½ cuil. à café de miel et laissez fondre dans la bouche juste avant d'aller vous coucher.

Bain apaisant pour enfant de plus de 3 ans Versez 5 gouttes d'HE de petitgrain bigarade dans 1 cuil. à soupe de base neutre pour le bain et versez dans l'eau. Séchez votre enfant sans le rincer. À faire le soir.

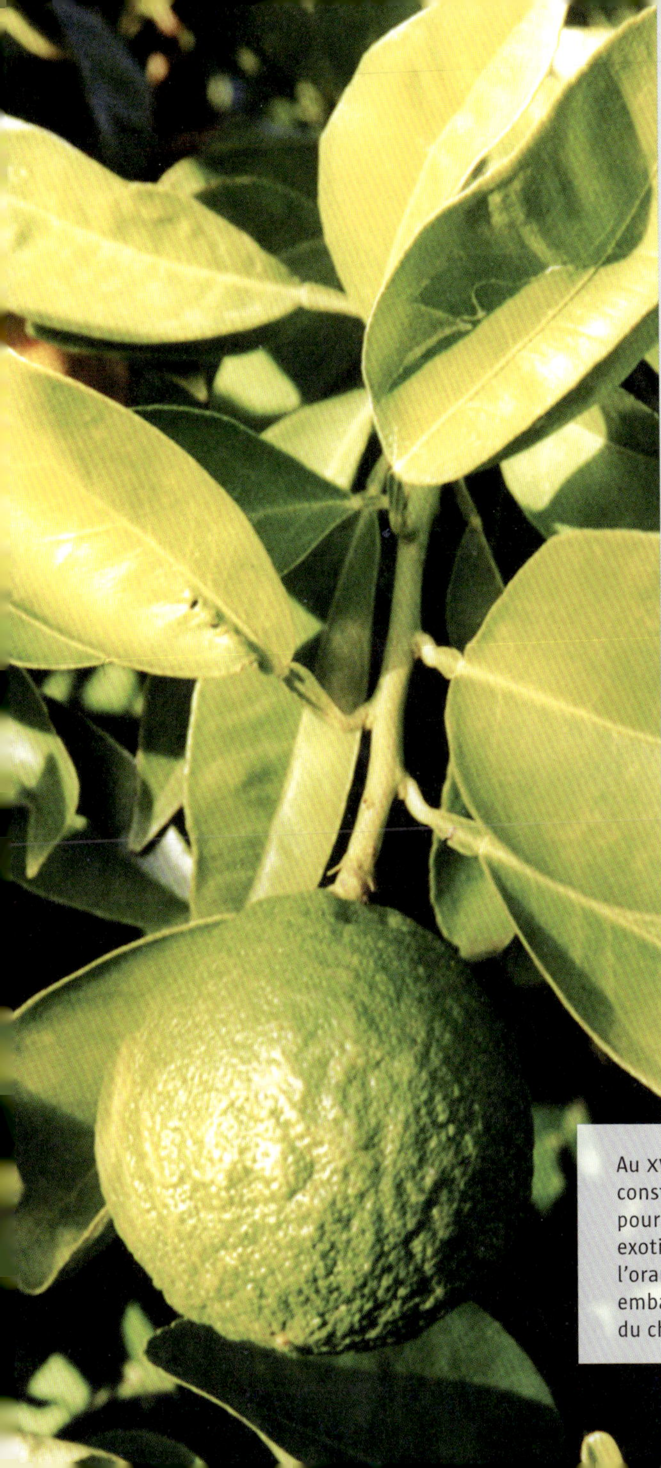

Procédé : distillation
Famille : Rutacées

MODE D'UTILISATION

Voie orale sur prescription médicale.

Voie cutanée diluée et dans l'eau du bain.

Inhalation humide ou sèche.

Diffusion atmosphérique.

SYNERGIE

Elle peut être mélangée avec de l'HE de bergamote, de bois de rose, de géranium rosat, de jasmin, de lavande fine, de mandarine, de marjolaine, d'orange douce, d'ylang-ylang…

Au XVIIe siècle, Louis XIV fit construire son orangerie à Versailles pour y créer un somptueux jardin exotique dans lequel régnait l'oranger qui, lors de sa floraison, embaumait paraît-il les allées du château.

Pin sylvestre

Pinus sylvestris - *Parties utilisées : aiguilles et rameaux*

PROPRIÉTÉS

Elle est anti-inflammatoire, anti-infectieuse, antivirale, antinévralgique, antiseptique respiratoire et bactéricide. Elle est aussi expectorante, décongestionnante, diurétique, tonifiante et stimulante, mais aussi antalgique percutané et, enfin, insecticide.

INDICATIONS

Elle est recommandée pour soigner les **troubles et les infections respiratoires**, et la **grippe.**

Elle apaise les **douleurs musculaires** et **rhumatismales**, et les crises d'**arthrite.**

Elle est aussi préconisée en cas d'**infections urinaires**, de **règles douloureuses** et de **problèmes circulatoires.**

Elle combat l'**asthénie**, la **fatigue nerveuse**, le **surmenage** et accélère la **convalescence.**

Connu également sous le nom de « pin d'Écosse », ce grand arbre peut vivre, dit-on, 500 ans !

Recettes

Rhinite Versez 10 gouttes d'HE de pin sylvestre dans un inhalateur ou dans un bol d'eau très chaude et respirez les vapeurs, la tête recouverte d'une serviette, 3 fois par jour jusqu'à amélioration.

Sinusite chronique Versez 10 gouttes d'HE de pin sylvestre et d'eucalyptus radié dans votre diffuseur 5 à 10 min par heure. À faire 3 ou 4 fois par jour.

Défenses immunitaires Versez 20 ml d'HV de germe de blé ou de sésame, dans un flacon compte-gouttes, ajoutez 20 gouttes d'HE de pin sylvestre et 10 gouttes d'HE de ravintsara, et mélangez. Massez le thorax, le haut et le bas du dos avec quelques gouttes 1 fois par jour pendant 2 semaines.

Infection des voies respiratoires Versez 1 goutte d'HE de pin sylvestre dans ½ cuil. à café de miel et laissez fondre dans la bouche, ou mettez le mélange dans 1 tisane. À faire 2 ou 3 fois par jour.

Infection des voies respiratoires Versez 5 gouttes d'HE de pin sylvestre et de citron jaune ou de lavande fine dans 1 diffuseur. À faire 10 min environ par heure.

Fatigue Versez 20 gouttes d'HE de pin sylvestre dans 1 cuil. à soupe de base neutre pour le bain et jetez dans l'eau bien chaude. Restez 10 min. Ne vous rincez pas.

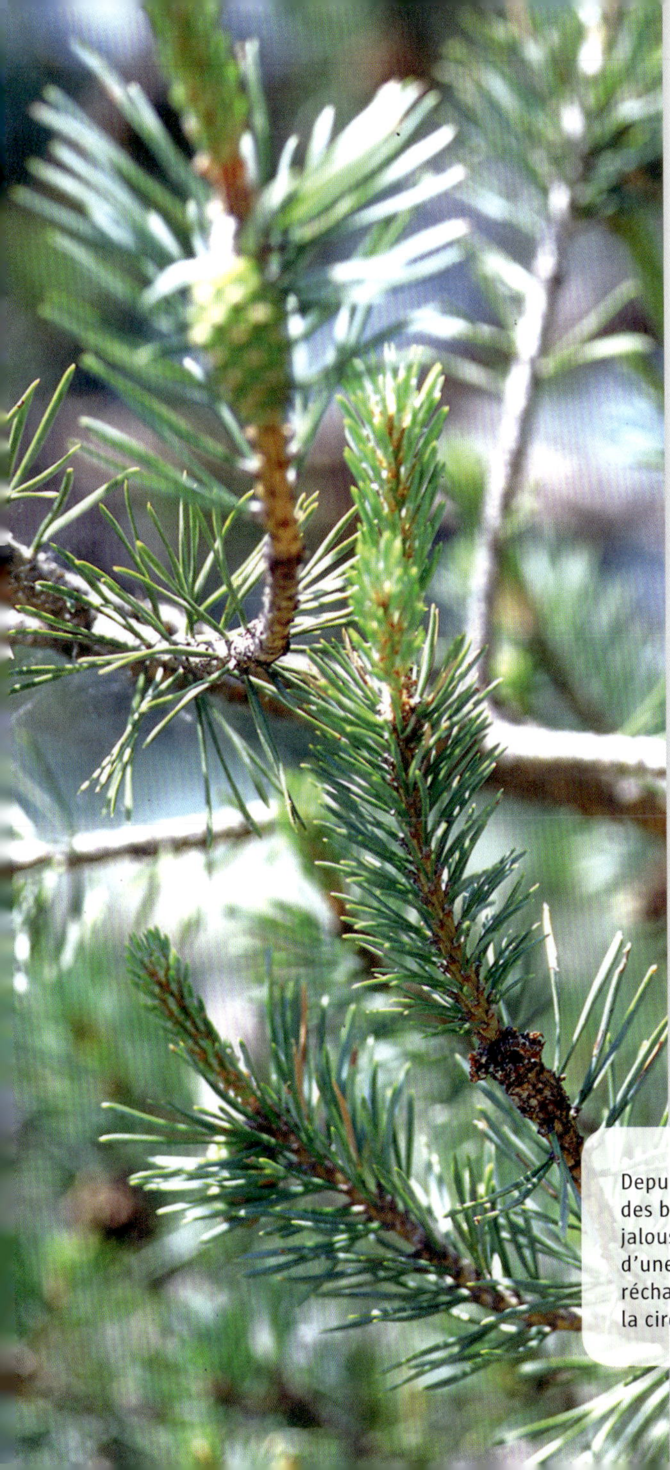

Procédé : distillation
Famille : Abiétacées

MODE D'UTILISATION

Voie orale sur prescription médicale.

Voie cutanée diluée et dans l'eau du bain.

Inhalation.

Diffusion atmosphérique.

SYNERGIE

Elle peut être mélangée avec de l'HE d'arbre à thé, de citron jaune, de cyprès, d'eucalyptus globuleux, d'eucalyptus radié, de lavande fine, de pamplemousse, de myrte, de romarin à cinéole...

Depuis plusieurs siècles des bénédictins bavarois gardent jalousement le secret de fabrication d'une lotion à base de pin pour réchauffer les muscles et activer la circulation sanguine.

Ravintsara

Cinnamomum camphora cineolifera - *Partie utilisée : feuilles*

PROPRIÉTÉS

Elle est anti-infectieuse, anti-inflammatoire, antivirale, antifongique et bactéricide. Elle est aussi expectorante, énergisante, immunostimulante, spasmolytique et tonique. Elle est enfin drainante du système lymphatique et neurotonique.

INDICATIONS

Elle est recommandée pour prévenir et soigner les **infections respiratoires, pulmonaires et virales** (rhumes, laryngites, angines, grippe, bronchites).

Elle permet aussi de traiter les **gastro-entérites** saisonnières, l'**herpès** labial et génital, les **zonas**, les **contractures musculaires.**

Elle aide également à combattre la **fatigue** physique et psychique et à récupérer plus vite pendant une **convalescence.**

Ce camphrier est cultivé à Madagascar. Son nom vient du malgache et signifie « bonnes feuilles ».

Recettes

Coup de froid Versez 2 gouttes d'HE de ravintsara et 2 gouttes d'HE de citron jaune dans 1 cuil. à café de miel. Ajoutez dans une tisane tiède et buvez plusieurs fois dans la journée dès les premiers signes.

Courbatures Versez 50 ml d'HV d'arnica dans un flacon compte-gouttes, ajoutez 40 gouttes d'HE de ravintsara, 20 gouttes d'HE de camomille romaine et mélangez. Massez les zones douloureuses avec quelques gouttes du mélange 2 ou 3 fois par jour.

Raideur de la nuque Versez 25 ml d'HV d'arnica ou de millepertuis, ajoutez 20 gouttes d'HE de ravintsara, 10 gouttes d'HE de lavande fine et 5 gouttes d'HE de camomille romaine et mélangez. Frictionnez votre nuque avec quelques gouttes 3 fois par jour jusqu'à disparition de la raideur.

Zona Versez 200 ml d'HV de camomille ou de calendula dans un flacon compte-gouttes, ajoutez 40 gouttes d'HE de ravintsara, 40 gouttes d'HE d'arbre à thé, 40 gouttes d'HE de cyprès, 40 gouttes d'HE de lavande fine, 40 gouttes d'HE de niaouli et 40 gouttes d'HE de vétiver et mélangez. Appliquez quelques gouttes sur le trajet du nerf atteint en massant doucement pour faire pénétrer 2 fois par jour jusqu'à guérison.

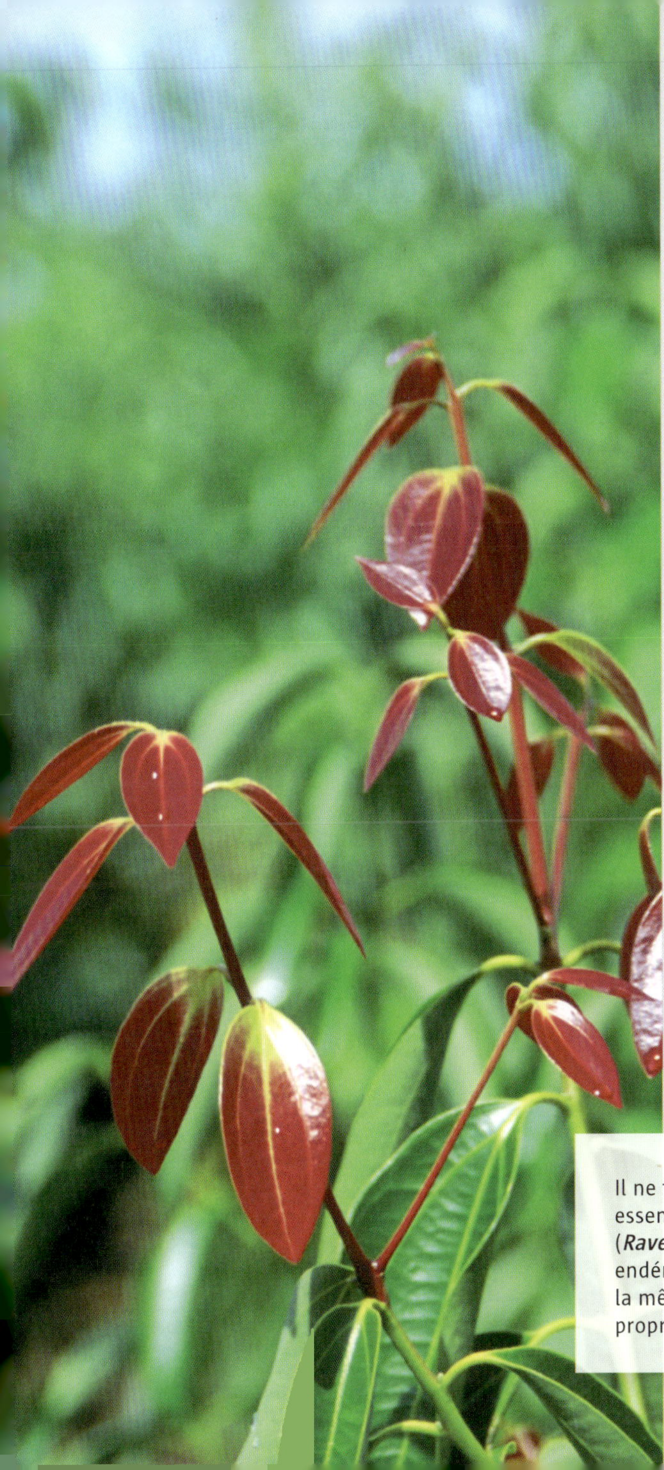

Procédé : distillation
Famille : Lauracées

MODE D'UTILISATION

Voie orale sur prescription médicale.

Voie cutanée diluée et dans l'eau du bain.

Inhalation.

Diffusion atmosphérique.

SYNERGIE

Elle peut être mélangée avec de l'HE d'arbre à thé, de citron jaune, de citronnelle, d'encens, de géranium rosat, de lavande fine, de mandarine, de myrte, de niaouli, de pamplemousse…

Il ne faut pas confondre son huile essentielle avec celle de ravensare (***Ravensara aromatica***), espèce endémique à Madagascar qui n'a ni la même composition, ni les mêmes propriétés.

Romarin

Rosmarinus officinalis - *Partie utilisée : parties aériennes*

PROPRIÉTÉS

Elle est anti-infectieuse, antivirale, anti-inflammatoire, bactéricide, cardiotonique, décongestionnante, expectorante et diurétique, stimulante, tonifiante et digestive.

INDICATIONS

Elle soulage les **douleurs articulaires**, les **crampes**, les **rhumatismes** et les **jambes lourdes.**

Elle améliore la **digestion.**

Elle est efficace en cas d'**infection des voies respiratoires**, de **grippe** et de **diarrhées**, de **maux de tête**, de **fatigue** physique et intellectuelle, mais aussi pour stimuler la **mémoire** et la **concentration**, préparer le corps à l'**effort physique** et l'aider à récupérer, pour endiguer la **chute des cheveux**, traiter la **cellulite** récente, et améliorer l'état de la **peau.**

Cette plante aromatique donne de nombreuses petites fleurs bleu-mauve qui s'épanouissent au printemps.

Recettes

Cellulite Versez 100 ml d'HV d'arnica dans un flacon hermétique, ajoutez 100 gouttes d'HE de romarin et mélangez. Massez les zones concernées avec 10 gouttes du mélange 2 fois par jour jusqu'à amélioration de la texture de la peau.

Chute de cheveux Versez 5 gouttes d'HE de romarin et 2 gouttes d'HE de sauge sclarée dans une noix de votre shampoing, appliquez et massez du bout des doigts pour faire pénétrer. Laissez poser 2 min avant de rincer. À faire 2 fois par semaine en cure de 3 mois.

Jambes lourdes Versez 10 gouttes d'HE de romarin dans 1 cuil. à soupe d'HV de germe de blé ou d'amande douce et massez vos jambes en partant de la cheville et en remontant jusqu'à l'aine, 2 fois par jour.

Bain anti-fatigue Versez 20 gouttes dans 1 cuil. à soupe de base neutre pour le bain et versez dans l'eau bien chaude (37 °). Restez 10 à 15 min et ne vous rincez pas.

Fatigue physique Versez 100 ml d'HV de macadamia ou d'amande douce dans un flacon hermétique, ajoutez 30 gouttes d'HE de romarin, 30 gouttes d'HE de bois de rose et 30 gouttes d'HE de menthe poivrée. Massez-vous le corps en insistant sur le haut du dos, la nuque, les bras, les reins et les jambes. Allongez-vous 15 min minimum.

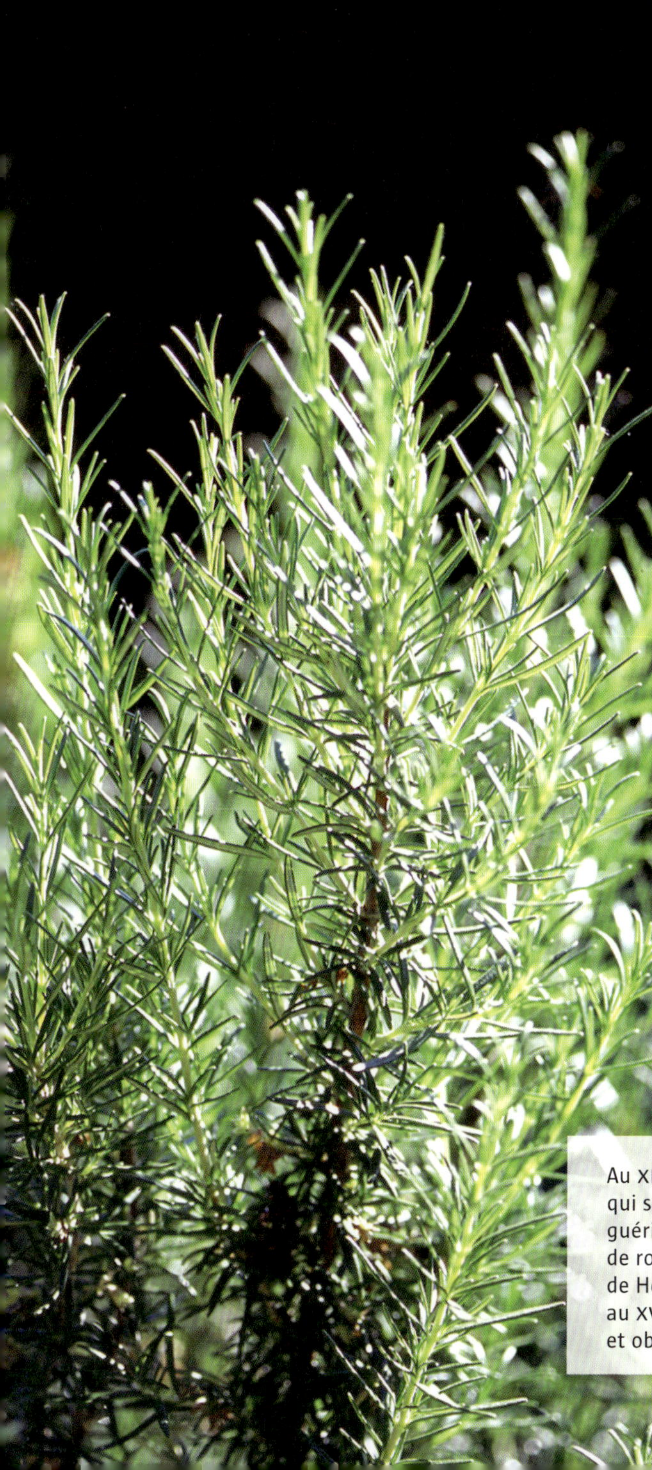

Procédé : distillation
Famille : Lamiacées

MODE D'UTILISATION

Voie orale sur prescription médicale.

Voie cutanée diluée en application locale, friction, massage et dans l'eau du bain.

Inhalation.

Diffusion atmosphérique.

SYNERGIE

Elle peut être mélangée avec de l'HE de citron jaune, de citronnelle, d'encens, d'eucalyptus radié, de lavande fine, de mandarine, de myrte, de pamplemousse.

Au XIVe siècle, Elisabeth de Hongrie qui souffrait de la goutte aurait été guérie grâce à une potion à base de romarin. L'« eau de la reine de Hongrie » a ensuite été utilisée au XVIIe siècle pour calmer les nerfs et obtenir une belle peau.

Sapin baumier

Abies balsamea - *Parties utilisées : aiguilles et rameaux*

PROPRIÉTÉS

Elle est anti-infectieuse, anti-inflammatoire, antiseptique et antispasmodique. Elle est aussi balsamique, antalgique, rubéfiante, anti-arthrosique, tonique et stimulante.

INDICATIONS

Elle est recommandée pour soigner les **infections respiratoires** (rhume, grippe, sinusite, rhinite, rhinopharyngite, toux bronchitique) et l'**asthme.**

Elle peut être utilisée pour soulager les **crampes**, les **contractures musculaires**, les **rhumatismes** et l'**arthrose.**

Enfin, elle permet de chasser la **fatigue** physique et générale.

Cet arbre de forme pyramidale est typique de la province canadienne du Nouveau-Brunswick dont il est l'emblème.

Recettes

Rhume Versez 10 gouttes d'HE de sapin baumier dans votre inhalateur ou dans un bol d'eau très chaude. La tête sous une serviette-éponge, aspirez les vapeurs pendant 10 min environ. À faire plusieurs fois par jour.

Bain anti-fatigue Versez 20 gouttes d'HE de sapin baumier dans 1 cuil. à soupe de base neutre pour le bain et jetez le mélange dans l'eau bien chaude (37 °). Restez 10 à 15 min dans le bain et ne vous rincez pas.

Bronchite Versez 2 gouttes d'HE de sapin baumier dans ½ cuil. à café de miel et laissez fondre dans la bouche, 2 ou 3 fois par jour pendant 1 semaine.

Infection des voies respiratoires Versez 20 ml d'HV de germe de blé ou d'amande douce dans un flacon hermétique, ajoutez 20 gouttes d'HE de sapin baumier et 10 gouttes d'HE d'eucalyptus radié et mélangez. Massez-vous le thorax et le haut du dos, 2 fois par jour.

Rhumatismes Versez 5 ml d'HV de noisette ou de germe de blé dans un flacon compte-gouttes, ajoutez 35 gouttes d'HE de sapin baumier, 70 gouttes d'HE de gaulthérie couchée, 35 gouttes de laurier noble, 70 gouttes d'HE d'estragon et mélangez. Déposez 5 gouttes du mélange dans la paume de la main et appliquez sur la partie douloureuse en massant, 2 fois par jour jusqu'à disparition de la douleur.

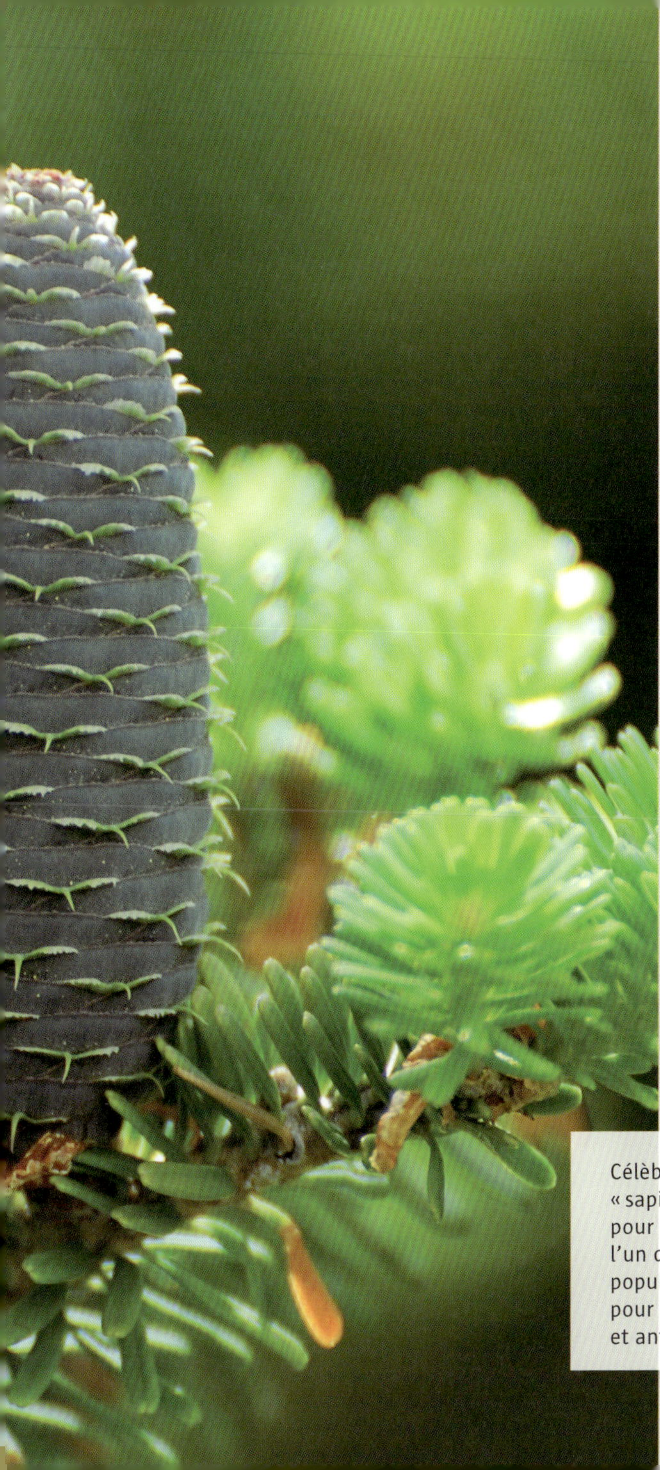

Procédé : distillation
Famille : Abiétacées

MODE D'UTILISATION

Voie cutanée diluée en application locale, friction, massage, et dans l'eau du bain.

Inhalation.

Vaporisation.

Diffusion atmosphérique.

SYNERGIE

Elle peut être mélangée avec de l'HE de citron jaune, d'eucalyptus radié, de gaulthérie, de lavandin, de laurier noble, de menthe poivrée, de niaouli, de pamplemousse, de ravintsara…

Célèbre sous l'appellation de « sapin de Noël », il est aussi réputé pour sa gomme-résine qui a été l'un des remèdes naturels les plus populaires du Québec, notamment pour ses vertus antiscorbutique et antiseptique.

Sarriette des montagnes

Satureia montana - *Partie utilisée : parties aériennes*

PROPRIÉTÉS

Elle est antibactérienne, anti-infectieuse, anti-inflammatoire, antivirale, antiseptique, antispasmodique, antifongique, carminative, immunostimulante, digestive, vermifuge, tonique, stimulante et légèrement aphrodisiaque.

INDICATIONS

Elle lutte contre toutes sortes de bactéries responsables d'**infections respiratoires**, **pulmonaires**, **digestives**, **urinaires**, **intestinales** et **gynécologiques**, mais aussi contre de nombreux **virus**, **parasites** et **champignons.**

Elle facilite la **digestion**, réduit les **spasmes intestinaux.**

Elle soigne les **verrues.**

Elle **assainit les aliments** et protège l'organisme contre d'éventuelles infections, notamment en **voyage à l'étranger.**

Cette petite plante touffue, buissonnante et vivace est appelée aussi « herbe à âne » ou « herbe de Saint-Julien ».

Recettes

Prévention des infections et des parasites Versez 1 goutte d'HE de sarriette des montagnes dans du riz, des pâtes ou de la mie de pain pour vous protéger des parasites lors d'un séjour à l'étranger. À faire 2 ou 3 fois par jour pendant tout le séjour.

Infection urinaire Versez 1 goutte d'HE de sarriette des montagnes dans ½ cuil. à café de miel ou sur 1 sucre. À faire 4 fois par jour pendant 6 jours.

Verrues Versez 10 gouttes d'HE de sarriette des montagnes, de cannelle de Ceylan, de citron jaune et d'arbre à thé dans un flacon compte-gouttes et mélangez. Appliquez 1 goutte sur la verrue matin et soir jusqu'à sa disparition. Ce traitement peut également être utilisé pour les cors et les durillons.

Mycose, pied d'athlète Versez 25 ml d'HV de calendula ou de macadamia dans un flacon compte-gouttes, ajoutez 25 gouttes d'HE de sarriette des montagnes et mélangez. Appliquez 1 goutte localement et massez, 1 fois par jour jusqu'à disparition de la mycose.

Coup de pompe Versez 50 ml d'HV d'amande douce, de germe de blé ou de noyau d'abricot dans un flacon hermétique, ajoutez 10 gouttes d'HE de sarriette des montagnes et mélangez. Massez-vous la plante des pieds avec quelques gouttes 1 fois par jour.

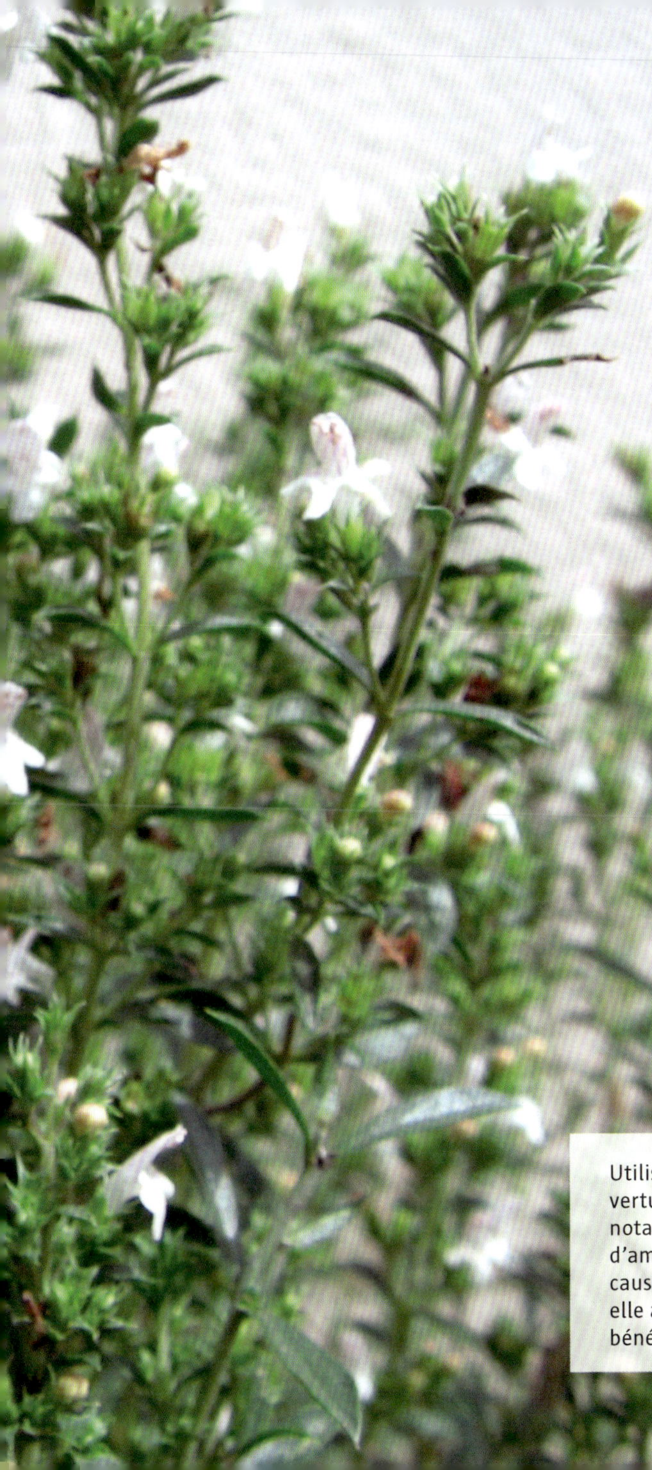

Procédé : distillation
Famille : Lamiacées

MODE D'UTILISATION

Voie orale sur prescription médicale.

Voie cutanée diluée en application locale, onction, et dans l'eau du bain.

Inhalation.

Diffusion atmosphérique.

SYNERGIE

Elle peut être mélangée avec de l'HE de citron jaune, de cyprès, de gaulthérie, de genévrier, de laurier noble, d'origan vert, de ravintsara, de thym à thymol...

Utilisée dans l'Antiquité, pour ses vertus aphrodisiaques, elle servait notamment à fabriquer des philtres d'amour. Interdite au Moyen Âge à cause de sa « mauvaise » réputation, elle a été réhabilitée par les bénédictins.

Sauge sclarée

Salvia sclarea - *Partie utilisée : sommités fleuries*

PROPRIÉTÉS

Elle est anti-infectieuse, anti-inflammatoire, antispasmodique, antisudorale, antivirale, bactéricide, calmante, phlébotonique, euphorisante, stimulante et régénératrice cellulaire.

INDICATIONS

Elle réduit les symptômes de la **ménopause**, les **troubles du sommeil**, et soulage les **spasmes digestifs**, les **crampes**, les **contractures**, les **douleurs menstruelles** et **régule les cycles irréguliers.**

Elle soigne les **affections gynécologiques et cutanées**, et les **gingivites.**

Elle peut être utilisée en cas d'**anorexie**, de **surpoids**, de **fatigue**, de **stress.**

C'est un régulateur de **transpiration** et de **sébum** pour les cheveux et la peau.

*Elle ne doit surtout pas être confondue avec la sauge officinale (*Salvia officinalis*), abortive et neurotoxique.*

Recettes

Transpiration excessive Versez 50 gouttes d'HE de sauge sclarée, 25 gouttes d'HE de cyprès et 25 gouttes d'HE de pin sylvestre dans un flacon contenant 100 ml d'alcool à 60 ° et mélangez. Appliquez en friction sur les aisselles et les pieds.

Troubles de la ménopause Versez 50 gouttes d'HE de sauge sclarée et 50 gouttes d'HE de camomille romaine dans un flacon compte-gouttes et mélangez. Mettez 1 goutte du mélange dans ½ cuil. à café de miel ou sur un peu de mie de pain et laissez fondre dans la bouche, 2 fois par jour.

Règles douloureuses Versez 25 ml d'HV de germe de blé ou d'amande douce dans un flacon hermétique, ajoutez 50 gouttes d'HE de sauge sclarée et mélangez. Massez-vous le ventre et le bas du dos avec des mouvements dans le sens des aiguilles d'une montre 1 fois par jour pendant 2 semaines, avant et pendant les règles.

Peau d'orange Versez 100 ml d'HV d'amande douce ou de noyau d'abricot dans un flacon hermétique. Ajoutez 25 gouttes d'HE de sauge sclarée, 25 gouttes d'HE d'hélichryse italienne et 25 gouttes d'HE de cyprès et mélangez. Massez les zones concernées avec le mélange en faisant rouler la peau sous vos doigts pour désincruster les amas graisseux, 1 ou 2 fois par jour.

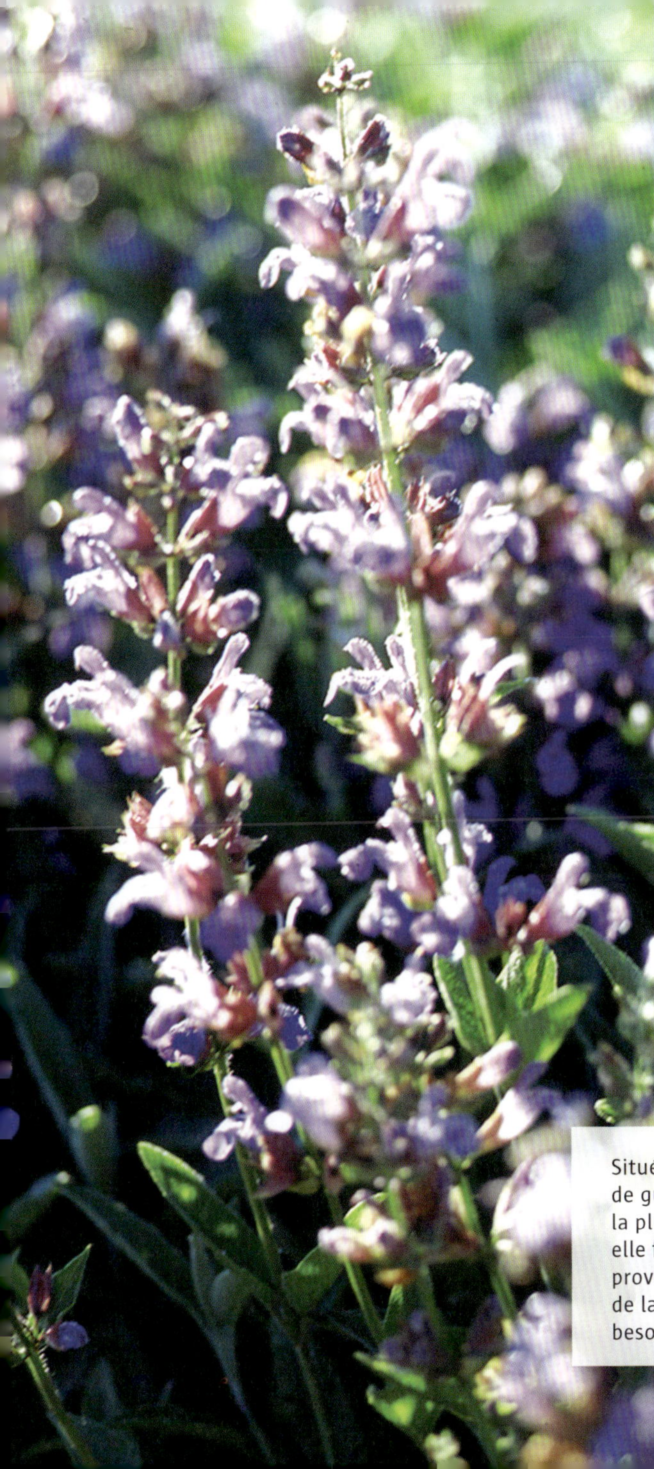

Procédé : distillation
Famille : Lamiacées

MODE D'UTILISATION

Voie orale.

Voie cutanée diluée en application locale, friction, massage.

Diffusion atmosphérique.

SYNERGIE

Elle peut être mélangée avec de l'HE de bergamote, de bois de santal, de cèdre de l'Atlas, de citron jaune, de cyprès, de géranium rosat, de gingembre, de lavande fine, de pamplemousse…

Située en bonne place dans « l'art de guérir » par l'école de Salerne, la plus ancienne école de médecine, elle fait aussi l'objet d'un dicton provençal qui assure que « qui a de la sauge dans son jardin n'a pas besoin d'un médecin » !

Térébenthine officinale

Pinus pinaster - *Partie utilisée : gemmes (oléorésine)*

PROPRIÉTÉS

Elle est anti-infectieuse, antalgique, antiseptique et anti-rhumatismale. Elle est aussi expectorante, stimulante et oxygénante.

INDICATIONS

Elle est recommandée pour soigner les **infections des voies respiratoires** (bronchite chronique, rhinite, sinusite, grippe), **et des voies urinaires et rénales**, contre les **calculs biliaires** et la **constipation.**

Elle est efficace en cas de **rhumatismes**, de **douleurs articulaires ou musculaires**, de **lumbago**, de **goutte**, de **sciatique**, de **tendinite** et autres douleurs diverses.

Elle permet aussi d'améliorer l'**oxygénation des cellules** et d'aider à récupérer plus vite et d'estomper la **fatigue.**

L'huile essentielle provient d'une substance résineuse, la « gemme » produite par le pin maritime.

Recettes

Prévention des virus hivernaux Versez 3 gouttes d'HE de térébenthine et 2 gouttes d'HE de thym à thymol dans un inhalateur ou dans un bol d'eau chaude. Recouvrez votre tête d'une serviette-éponge et respirez les vapeurs 1 à 2 fois par semaine en hiver.

Articulations rouillées Versez 50 ml d'HV d'arnica dans un flacon, ajoutez à parts égales 25 gouttes d'HE de térébenthine, de genévrier et de romarin et mélangez. Massez doucement les zones douloureuses avec le mélange 1 ou 2 fois par jour jusqu'à amélioration.

Mal au dos Mouillez 6 cuil. à soupe d'argile en poudre avec de l'eau tiède jusqu'à l'obtention d'une pâte homogène. Mélangez 4 gouttes d'HE de térébenthine, 5 gouttes d'HE de gaulthérie et 5 gouttes d'HE de pin sylvestre puis mélangez le tout. Allongez-vous à plat ventre et faites-vous aider pour appliquer la pâte en cataplasme sur la zone douloureuse. Recouvrez d'une serviette-éponge et rincez au bout de 15 min.

Constipation Versez 15 ml d'HV de noisette ou d'amande douce dans un flacon, ajoutez à parts égales 8 gouttes d'HE de térébenthine, de basilic commun, de bois de rose et de marjolaine. Mélangez. Massez-vous le bas du ventre et du dos avec 10 gouttes du mélange 3 fois par jour.

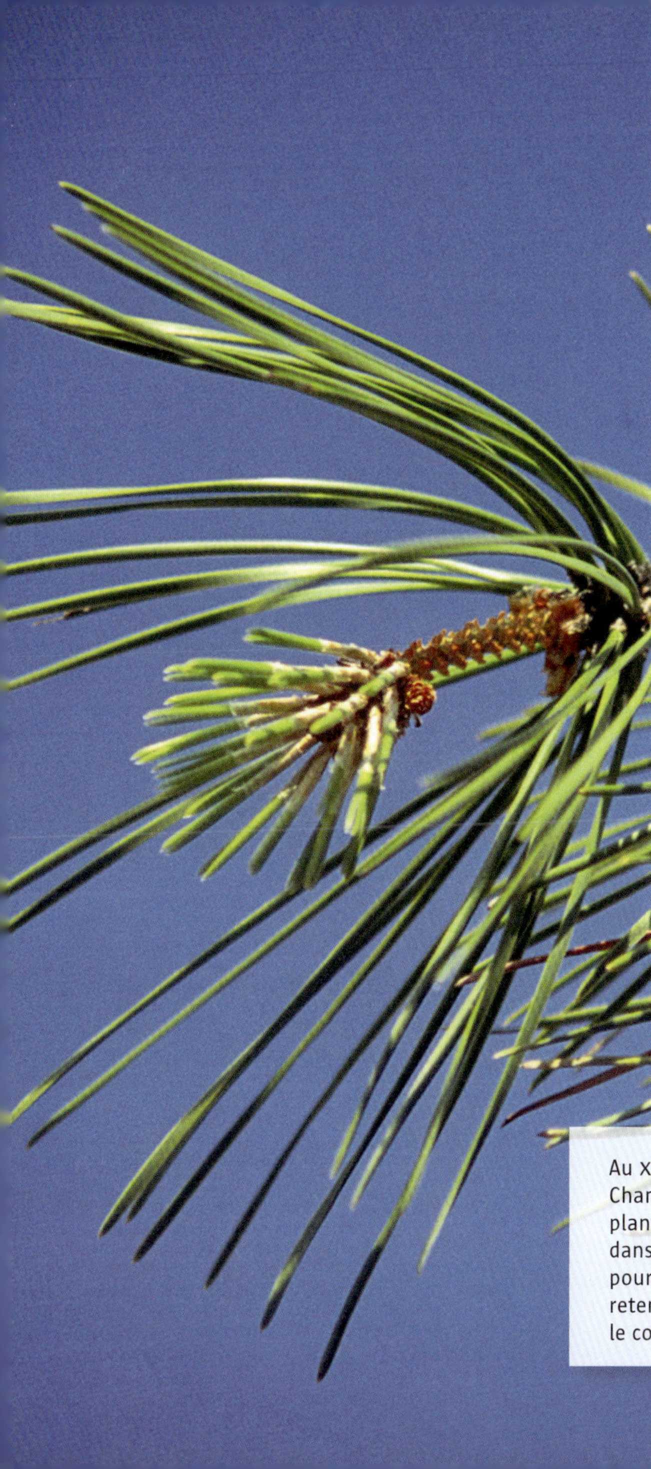

Procédé : distillation
Famille : Abiétacées

MODE D'UTILISATION

Voie orale sur prescription médicale.

Voie cutanée diluée en application locale, friction et dans l'eau du bain.

Inhalation.

Diffusion atmosphérique.

SYNERGIE

Elle peut être mélangée avec de l'HE de basilic commun, de bois de rose, de géranium rosat, de gingembre, de genévrier, de pin sylvestre, de romarin, de verveine…

Au XIXe siècle, François Jules Hilaire Chambrelent, agronome, a fait planter de nombreux pins maritimes dans les Landes de Gascogne pour assainir les sols marécageux, retenir les dunes et développer le commerce du bois.

Thym à thymol

Thymus vulgaris thymoliferum - *Partie utilisée : parties aériennes*

PROPRIÉTÉS

Elle est anti-infectieuse à large spectre, antifongique, antiseptique et antivirale. Elle est aussi immunostimulante, antioxydante, tonique, spasmolytique et insectifuge.

INDICATIONS

Elle est recommandée pour traiter les **affections respiratoires** (rhume, grippe, bronchite, asthme) et les **infections urinaires, intestinales et vaginales.**

Elle peut être utilisée contre les **troubles digestifs** (maux d'estomac, ballonnements, flatulences, éructations), mais aussi pour soigner les **plaies**, les **abcès**, les **panaris** et les **mycoses** cutanées et des ongles.

Cet arbrisseau vivace, compact et ramifié, doit son nom à son odeur puissante, chaleureuse et très caractéristique.

Recettes

Asthme Versez 50 ml d'HV d'amande douce ou de germe de blé dans un flacon hermétique, ajoutez 5 gouttes d'HE de thym à thymol, 10 gouttes d'HE de myrte rouge, de pin sylvestre et de niaouli, 15 gouttes d'HE de sapin baumier, et mélangez. Massez-vous la poitrine et le haut du dos avec quelques gouttes de ce mélange, 2 ou 3 fois par jour jusqu'à amélioration.

Angine Préparez 1 infusion de thym, versez 2 gouttes d'HE de thym à thymol dans 1 cuil. à café de miel pour la sucrer et buvez-la bien chaude. À faire 2 fois par jour pendant 5 jours.

Détox Préparez 1 infusion de thym, versez 1 goutte d'HE de thym à thymol et 2 gouttes d'HE de citron jaune dans 1 cuil. à café de miel pour la sucrer et buvez tiède. À faire 2 fois par jour pendant 4 jours.

Cheveux ternes Mélangez 2 cuil. à soupe d'HV de camélia, 1 cuil. à soupe d'HV de ricin et ajoutez 10 gouttes d'HE de thym à thymol. Appliquez sur vos longueurs, sans toucher les racines, malaxez et laissez poser 10 min avant de rincer à l'eau bien chaude et de faire votre shampoing.

Herpès labial Diluez 1 goutte d'HE de thym à thymol dans 5 gouttes d'HV de pépins de raisin ou d'olive et appliquez avec 1 coton-tige 2 fois par jour jusqu'à guérison.

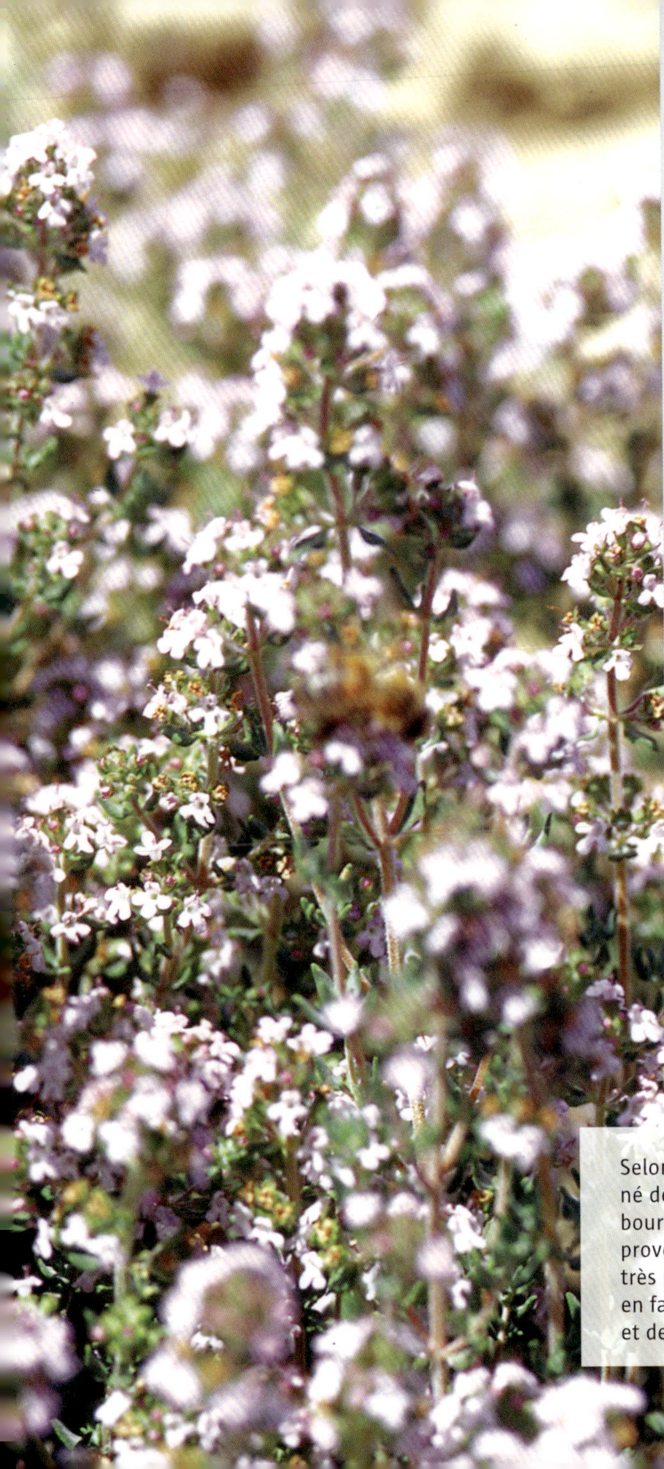

Procédé : distillation
Famille : Lamiacées

MODE D'UTILISATION

Voie orale sur prescription médicale.

Voie cutanée diluée en application locale, friction, massage, onction et en bain de bouche.

SYNERGIE

Elle peut être mélangée avec de l'HE
de cannelle de Ceylan,
de gaulthérie,
de genévrier,
de pin sylvestre, de romarin, de sarriette des montagnes,
de térébenthine...

Selon la légende, le thym serait né des larmes de la Belle Hélène, bourrelée de remords d'avoir provoqué la guerre de Troie. Il était très prisé par les Romains qui en faisaient des eaux de toilette et des crèmes de beauté.

Vanille (extrait pur liquide)

Vanilla planifolia - *Partie utilisée : gousse*

PROPRIÉTÉS

Elle est antiseptique, digestive, relaxante, apaisante, réconfortante, anti-stress, stimulante et aphrodisiaque.
Elle est aussi dotée de propriétés cosmétiques : elle est régénérante, nourrissante, hydratante, purifiante et adoucissante.

INDICATIONS

Elle est recommandée pour traiter les **problèmes digestifs**, pour stimuler l'**appétit** et favoriser une bonne **digestion.**

Elle peut être également prescrite en cas de **dépression** légère ou saisonnière, de coup et de blues passager, d'**anxiété**, de **nervosité**, d'**insomnie** liée au stress, mais aussi d'**impuissance** ou de **défaillance sexuelle** légère chez l'homme.

Enfin, c'est un régal pour tous les types de **peaux.**

La vanille est une orchidée rampante. Sur la centaine d'orchidées connues, 3 produisent de la vanille en gousses.

Recettes

Nervosité Versez 20 ml d'HV de germe de blé dans un flacon hermétique, ajoutez 10 gouttes d'extrait de vanille et 5 gouttes d'HE de lavande fine et mélangez. Agitez le flacon, puis massez-vous ou faites-vous masser.

Stress Versez dans votre diffuseur 2 gouttes d'extrait de vanille, 2 gouttes d'HE de bergamote, 2 gouttes d'HE de lavande et 2 gouttes d'HE d'ylang-ylang. Profitez-en pour vous mettre au calme dans un fauteuil ou vous allonger, les yeux fermés.

Hydratant parfumé pour le corps Versez 1 goutte d'extrait de vanille dans 1 noix de lait pour le corps non parfumé, mélangez et appliquez en légers massages.

Cheveux secs Versez 2 gouttes d'extrait de vanille dans 1 cuil. à soupe d'HV de macadamia et appliquez sur les longueurs, sans toucher les racines. Malaxez pour faire pénétrer et laissez poser 15 min avant de les rincer à l'eau bien chaude. À faire 1 fois par semaine avant shampoing.

Libido Versez 2 gouttes d'extrait de vanille et 1 goutte d'HE de cannelle de Ceylan dans ½ cuil. à café de miel et laissez fondre dans la bouche. À faire en cure d'une semaine.

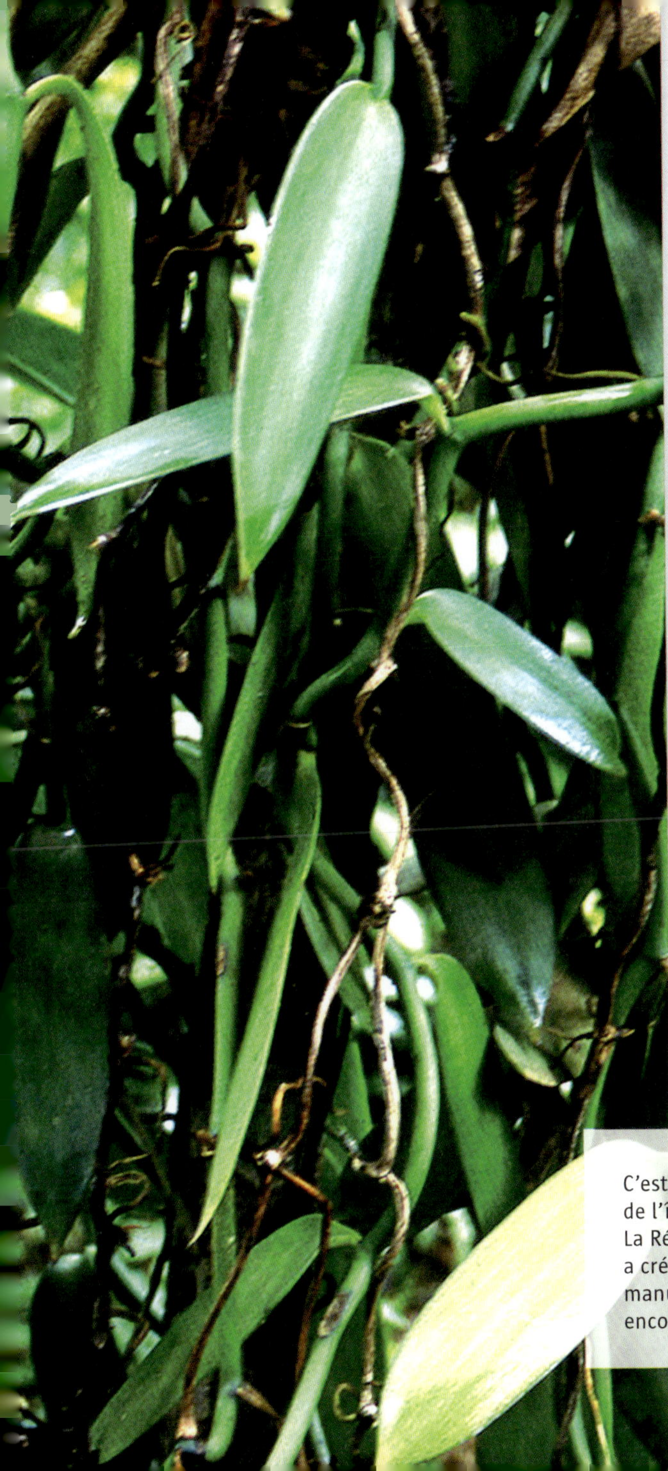

Procédé : macération
Famille : Orchidacées

MODE D'UTILISATION

Voie orale.

Voie cutanée diluée en application locale, friction et massage.

Inhalation.

Diffusion.

Cuisine.

SYNERGIE

Elle peut être mélangée avec de l'HE de bergamote, de ciste ladanifère, de lavande, de lavandin, de mandarine, de marjolaine, de petitgrain bigarade, de vétiver, d'ylang-ylang...

C'est en 1841 qu'un jeune esclave de l'île de Bourbon (aujourd'hui La Réunion), Edmund Albius, a créé le procédé de fécondation manuelle de la fleur pratiqué encore aujourd'hui.

Vétiver

Vetiveria zizanioides - *Partie utilisée : racines*

PROPRIÉTÉS

Elle est anti-infectieuse, anti-inflammatoire, antiseptique et antioxydante. Elle est aussi calmante, cicatrisante, circulatoire, lymphotonique, tonique et immunostimulante.

INDICATIONS

Elle est recommandée contre les **douleurs articulaires**, les **troubles de la circulation sanguine**, de **jambes lourdes**, de **règles douloureuses ou irrégulières**, de risque de **phlébite**, de crise d'**hémorroïdes.** Elle facilite la **digestion**, stimule les **défenses immunitaires** et permet de retrouver **confiance en soi**, chasser le **stress** et dormir d'un **sommeil** plus paisible.

Elle peut être utilisée contre la **couperose**, les problèmes de **peau grasse**, de **dermite séborrhéique.**

Sa fragrance de fougère boisée très chaude est très recherchée en parfumerie et très difficile à reproduire par synthèse.

Recettes

Ongles abîmés Versez 1 goutte d'HE de vétiver et 1 goutte d'HE d'arbre à thé dans 1 coupelle et mélangez. Imbibez une compresse du mélange, appliquez-la sur l'ongle et maintenez avec un sparadrap toute la nuit. À faire tous les soirs jusqu'à amélioration.

Jambes lourdes Versez 50 ml d'HV de germe de blé ou de macadamia dans un flacon hermétique, ajoutez 50 gouttes d'HE de vétiver et mélangez. Massez-vous les jambes en partant de la cheville et en remontant jusqu'au haut de la cuisse, 1 ou 2 fois par jour.

Bain anti-réveils nocturnes Versez 10 gouttes d'HE de vétiver et 10 gouttes d'HE de lavande fine dans 1 cuil. à soupe de base neutre pour le bain et versez dans l'eau bien chaude (37 °). Restez 10 à 15 min et ne vous rincez pas. À faire le soir avant de vous coucher.

Démangeaisons Versez 15 ml d'HV de macadamia dans un flacon compte-gouttes, ajoutez 15 gouttes d'HE de vétiver et mélangez. Appliquez 2 ou 3 gouttes localement et massez pour faire pénétrer.

Peau grasse Versez 25 ml d'HV de rose musquée dans un flacon compte-gouttes, ajoutez 10 gouttes d'HE de vétiver, de géranium rosat et de petitgrain bigarade. Appliquez quelques gouttes sur la peau démaquillée à l'aide d'un coton. À faire le soir.

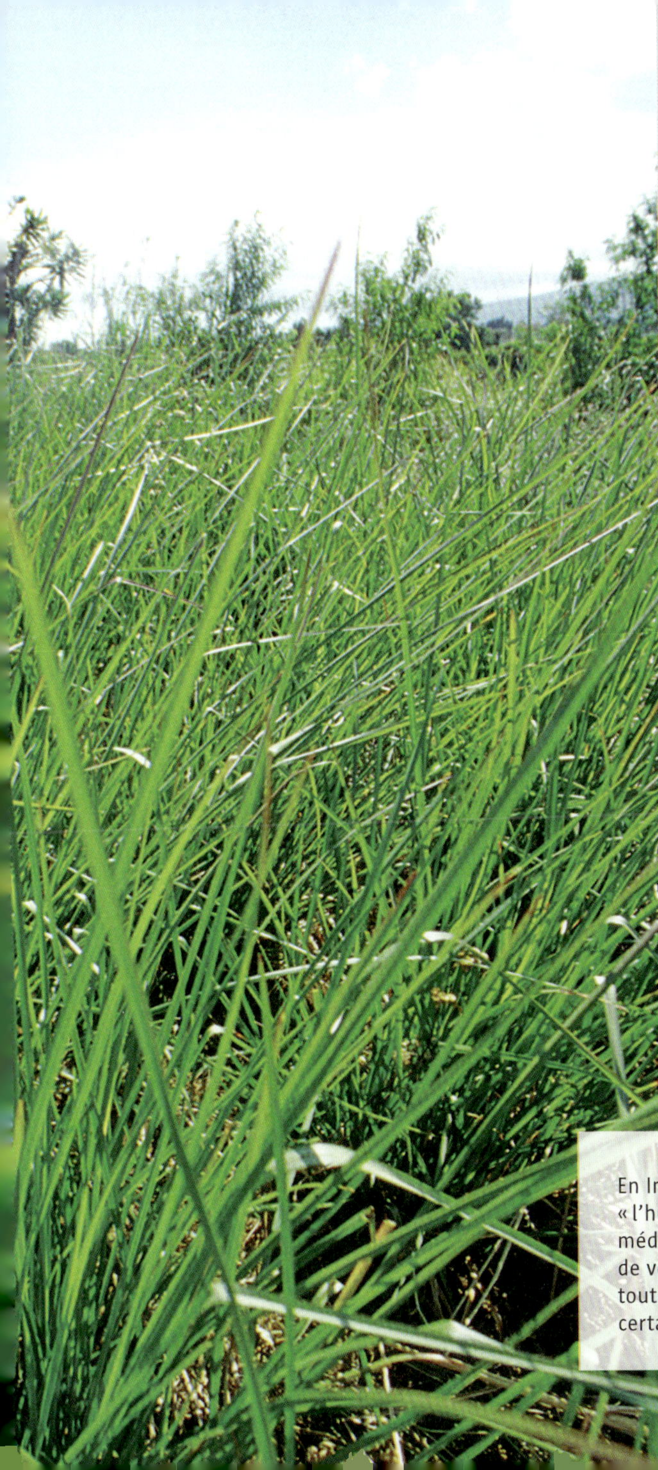

Procédé : distillation
Famille : Poacées

MODE D'UTILISATION

Voie orale sur prescription médicale.

Voie cutanée diluée en application locale, friction, massage, et dans le bain.

SYNERGIE

Elle peut être mélangée avec de l'HE d'arbre à thé, de cyprès, de géranium rosat, de lavande fine, de myrrhe, de niaouli, de pamplemousse, de pin sylvestre, de ravintsara, d'ylang-ylang…

En Inde, son huile est surnommée « l'huile de la tranquillité ». En médecine ayurvédique, les racines de vétiver permettent de guérir toutes sortes de maux, et de traiter certaines affections cutanées.

Ylang-ylang complète

Cananga odorata - *Partie utilisée : fleurs*

PROPRIÉTÉS

Elle est anti-infectieuse, anti-inflammatoire, antioxydante, antifongique, anti-stress, bactéricide, réconfortante, calmante, régénérante, cicatrisante, régulatrice du système cardiaque et tonique sexuel.

INDICATIONS

Elle est recommandée contre les **palpitations**, l'**arythmie cardiaque** et l'**hypertension.**

Elle est aussi efficace contre le **stress**, l'**anxiété**, les **troubles du sommeil**, les **états dépressifs** légers, la **fatigue intellectuelle et sexuelle,** et la **frigidité.**

Elle peut être utilisée pour désinfecter les **plaies**, traiter les **mycoses** cutanées, les poussées d'**acné** et calmer les **piqûres** d'insectes.

Elle est réputée pour ses **propriétés cosmétiques.**

Cet arbre tropical est doté d'une écorce grise, de feuilles vertes, luisantes, dures et persistantes, et de fleurs jaune pâle.

Recettes

Peau sèche Versez 10 ml d'HV de germe de blé et 30 ml d'HV de bourrache dans un flacon compte-gouttes, ajoutez 10 gouttes d'HE d'ylang-ylang, 9 gouttes d'HE de géranium rosat, 15 gouttes d'HE de bois de rose. Appliquez 2 gouttes matin et soir sur le visage.

Anti-âge fermeté Versez 25 ml d'HV de macadamia dans un flacon compte-gouttes, ajoutez 15 gouttes d'HE d'ylang-ylang, 10 gouttes d'HE de camomille romaine et de lavande fine et mélangez. Appliquez quelques gouttes sur le visage, le cou et le décolleté, le soir, à la place de la crème de nuit. À faire en cure d'1 mois renouvelable.

Beauté des ongles Versez 25 ml d'HV de germe de blé et 25 ml d'HV de camomille dans un flacon hermétique, ajoutez 15 gouttes d'HE d'ylang-ylang, de citron jaune, de romarin et de lavande fine et mélangez. Appliquez au pinceau sur chaque ongle et massez pour faire pénétrer. Laissez poser toute la nuit. À faire en cure d'1 mois.

Relaxation Versez 2 gouttes d'HE d'ylang-ylang dans le creux de la main et massez la face interne de vos poignets et de votre plexus solaire 1 ou 2 fois par jour.

Anxiété Versez 10 gouttes d'HE d'ylang-ylang et 5 gouttes d'HE de petitgrain bigarade dans 1 diffuseur.

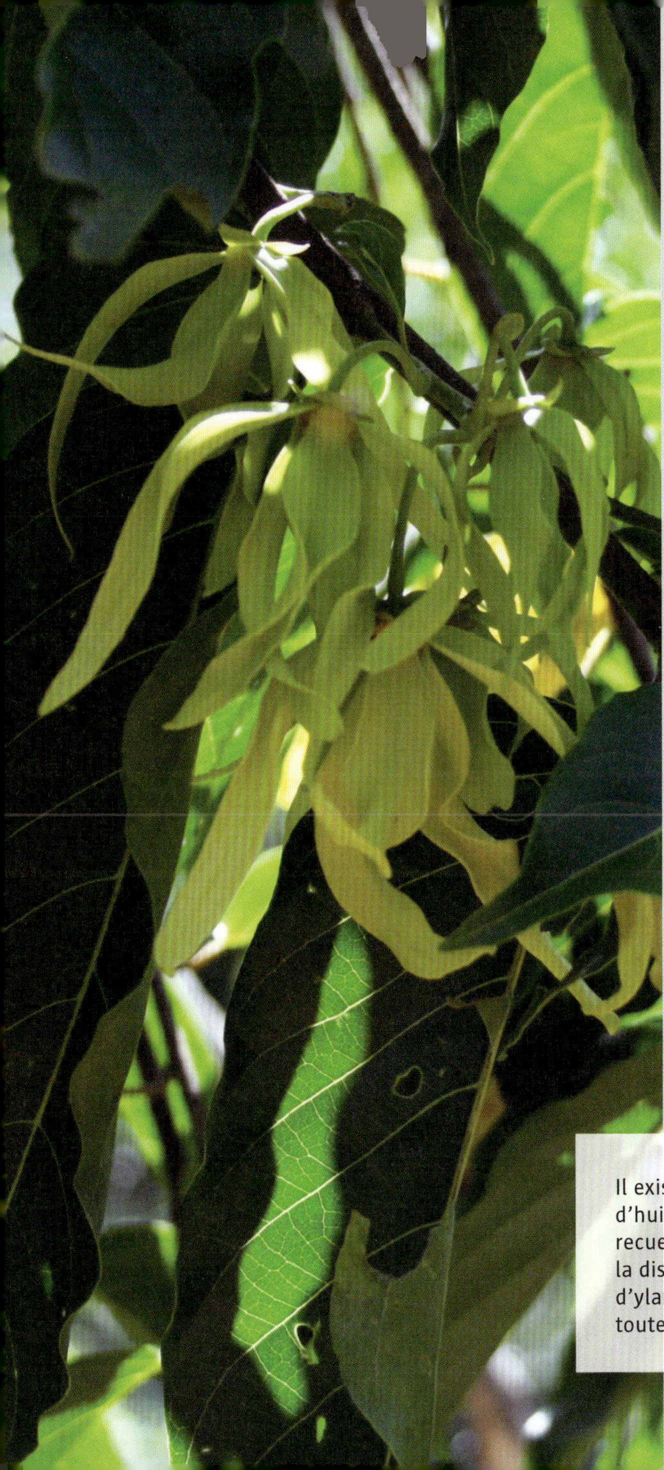

Procédé : distillation
Famille : Anonacées

MODE D'UTILISATION

Voie orale sur prescription médicale.

Voie cutanée diluée en application locale, friction, massage, onction, et dans l'eau du bain.

Diffusion atmosphérique.

SYNERGIE

Elle peut être mélangée avec de l'HE de bois de rose, de camomille romaine, de carotte, de citron jaune, de géranium rosat, de lavande fine, de néroli, d'orange douce, de petitgrain bigarade...

Il existe 4 grades ou fractions d'huiles essentielles d'ylang-ylang recueillis à différents moments de la distillation. L'huile essentielle d'ylang-ylang « complète » réunit toutes les fractions.

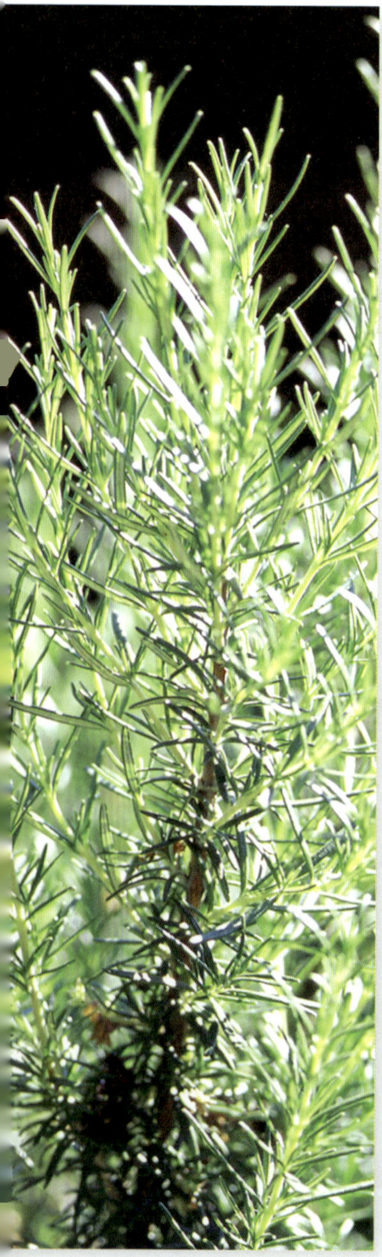
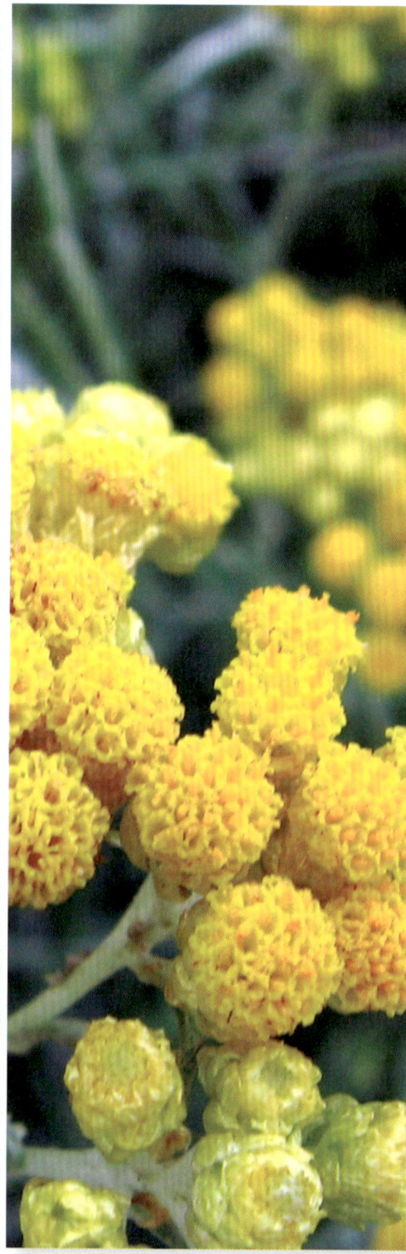
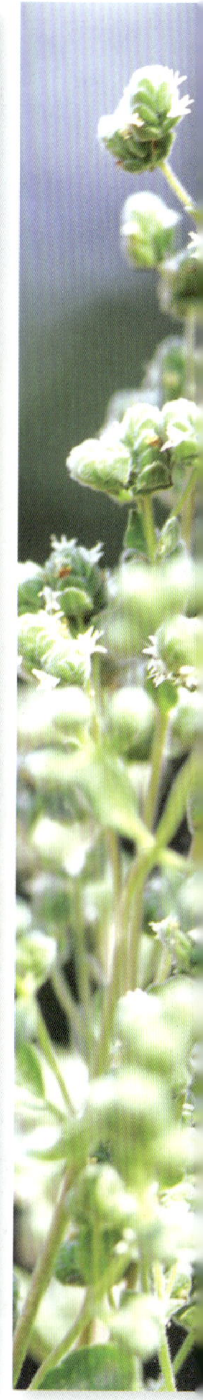

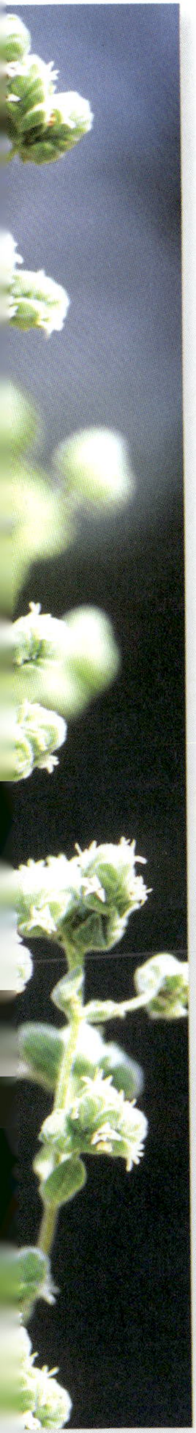
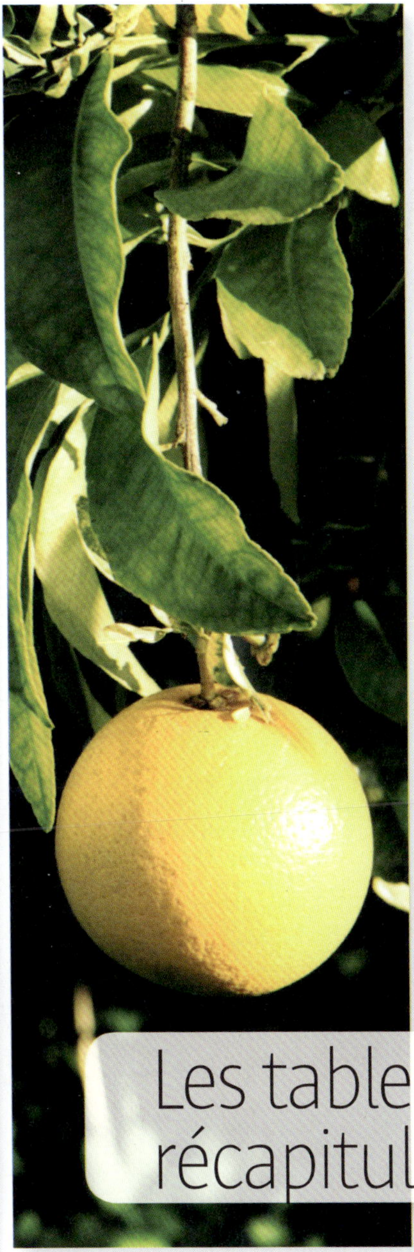
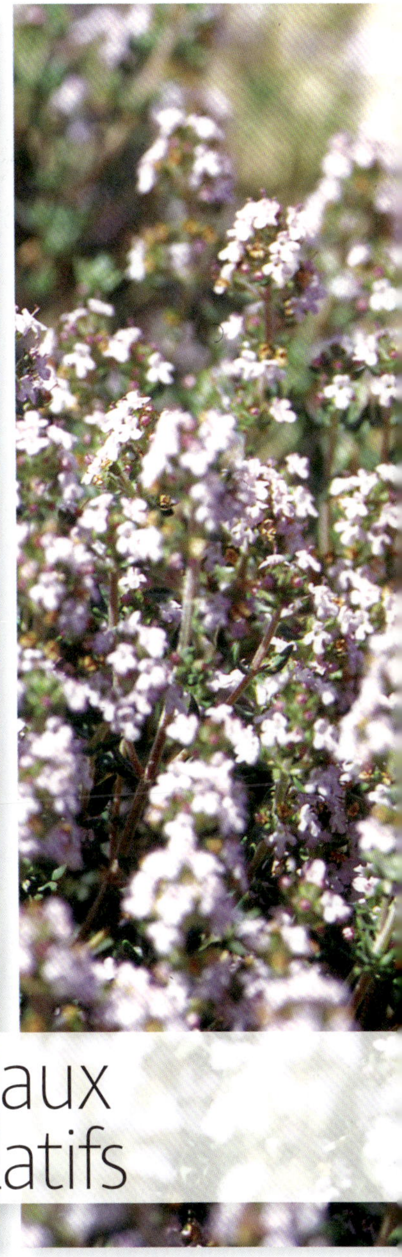

Les tableaux récapitulatifs

Beauté visage

Se reporter impérativement aux recettes

TYPES DE PEAUX	SOINS	INGRÉDIENTS	PAGE
Peau normale	bain de vapeur aromatique	5 gouttes d'HE de géranium rosat + 5 gouttes d'HE de lavande + eau très chaude.	52
Peau sèche	Huile régénérante	2 gouttes d'HE de bois de rose + 1 cuil. à café d'HV de bourrache.	30
	Huile apaisante peau sèche ou irritée	6 gouttes d'HE de géranium rosat + 8 gouttes d'HE de bois de rose + 6 gouttes d'HE d'ylang-ylang + 10 ml d'HV de germe de blé + 30 ml d'HV de noyau d'abricot.	52
	Cocktail d'huiles apaisant et régénérant	10 gouttes d'HE d'ylang-ylang + 9 gouttes d'HE de géranium rosat + 15 gouttes d'HE de bois de rose + 10 ml d'HV de germe de blé + 30 ml d'HV de bourrache.	102
Peau mixte	Soin équilibrant	8 gouttes d'HE de pamplemousse + 8 gouttes d'HE de citron jaune + 8 gouttes d'HE de lavande fine + 30 ml d'HV de noisette + 20 ml d'HV de jojoba.	78
Peau grasse	Anti-bouton d'acné	1 goutte d'HE d'arbre à thé.	24
	Huile équilibrante peau grasse	10 gouttes d'HE de vétiver + 10 gouttes d'HE de géranium rosat + 10 gouttes d'HE de petitgrain bigarade + 25 ml d'HV de rose musquée.	100
	Huile équilibrante	5 gouttes d'HE de mandarine + 5 gouttes d'HE de géranium rosat + 50 ml d'HV de macadamia.	64
Soins anti-âge	Huile anti-âge fermeté	15 gouttes d'HE d'ylang-ylang + 10 gouttes d'HE de camomille romaine + 10 gouttes d'HE de lavande fine + 25 ml d'HV de macadamia.	102
	Masque anti-rides	2 gouttes d'HE de bois de rose + 1 yaourt nature bio + 1 cuil. à soupe d'HV d'amande douce.	30

TYPES DE SOINS	SOINS	INGRÉDIENTS	PAGE
Soins anti-âge	Antirides	2 gouttes d'HE d'hélichryse italienne + ½ cuil. à café d'HV de bourrache ou d'argan.	56
	Crème de jour anti-rides	1 goutte d'HE de ciste ladanifère + 1 noisette de crème de jour.	36
	Huile anti-rides nuit	1 goutte d'HE de ciste ladanifère + 5 gouttes d'HV d'argan.	36
	Huile anti-taches pigmentaires	6 gouttes d'HE de pamplemousse + 8 gouttes d'HE de citron jaune + 8 gouttes d'HE de géranium rosat + 50 ml d'HV de rose musquée.	78
	Soin intensif pour peaux dévitalisées	1 goutte d'HE de petitgrain bigarade + 1 noisette de crème de jour et de nuit.	80
	Huile pour peaux matures	4 gouttes d'HE de camomille romaine + 4 gouttes d'HE de lavande fine + 6 gouttes d'HE d'ylang-ylang + 10 ml d'HV de macadamia ou d'HV d'argan.	32
	Huile anti-relâchement cutané	1 goutte d'HE d'orange douce + 1 noisette de crème de jour ou de nuit.	74
	Huile anti-teint terne	4 gouttes d'HE d'orange douce + 30 ml d'HV de carotte + 30 ml d'HV de noyau d'abricot.	74

Beauté corps

Se reporter impérativement aux recettes

TYPES DE SOINS	SOINS	INGRÉDIENTS	PAGE
Soins cocon pour le corps	Lait hydratant parfumé	1 goutte d'extrait de vanille + 1 noix de lait pour le corps non parfumé.	98
	Huile vivifiante	10 gouttes d'HE de pamplemousse + 15 gouttes d'HE de mandarine + 15 gouttes d'HE de géranium rosat + 50 ml d'HV de macadamia + 50 ml d'HV de jojoba.	78
Cellulite	Huile anti-peau d'orange	50 gouttes d'HE de genévrier + 50 gouttes d'HE de cyprès + 50 gouttes d'HE de citron jaune + 50 gouttes d'HE d'orange douce + 100 ml d'HV de macadamia ou de pépins de raisin.	50
		25 gouttes d'HE de sauge sclarée + 25 gouttes d'HE d'hélichryse italienne + 25 gouttes d'HE de cyprès + 100 ml d'HV d'amande douce ou de noyau d'abricot.	92
	Huile anti-cellulite	8 gouttes d'HE de citron jaune + 8 gouttes d'HE de géranium ou de lavande + 25 ml d'HV d'amande douce.	38
		10 gouttes d'HE de citronnelle de Java + 10 gouttes d'HE de niaouli + 10 gouttes d'HE de citron jaune + 5 gouttes d'HE de cannelle de Ceylan + 10 ml d'HV de noisette.	40
		20 gouttes d'HE de genévrier + 20 gouttes d'HE de cyprès + 20 gouttes d'HE de pamplemousse + 40 ml d'HV d'amande douce ou de macadamia.	50
		100 gouttes d'HE de romarin + 100 ml d'HV d'arnica.	86
Soins spécifiques corps	Huile anti-pieds secs	3 gouttes d'HE de lavandin + 2 gouttes d'HE de géranium rosat + 3 cuil. à soupe d'HV de noyau d'abricot + 3 cuil. à soupe de glycérine + 6 cuil. à soupe de lanoline blanche.	62

TYPES DE SOINS	SOINS	INGRÉDIENTS	PAGE
Soins spécifiques corps	Solution anti-transpiration excessive	50 gouttes d'HE de sauge sclarée + 25 gouttes d'HE cyprès + 25 gouttes d'HE de pin sylvestre + 100 ml d'alcool à 60°.	92
	Huile anti-vergetures	50 gouttes d'HE de géranium rosat + 150 ml d'HV de bourrache.	52
	Huile anti-vergetures récentes	30 gouttes d'HE de ciste ladanifère + 30 gouttes d'HE de cajeput + 30 gouttes d'HE de lavande fine + 60 gouttes d'HE de romarin à cinéole + 30 ml d'HV de rose musquée.	36
Soins des mains et des ongles	Huile beauté des ongles	15 gouttes d'HE d'ylang-ylang + 15 gouttes d'HE de citron jaune + 15 gouttes d'HE de romarin + 15 gouttes d'HE de lavande fine + 25 ml d'HV de germe de blé + 25 ml d'HV de camomille.	102
	Huile ongles dédoublés et cassants	2 gouttes d'HE de citron jaune + 1 cuil. à café d'HV de germe de blé.	38
	Huile ongles abîmés	1 goutte d'HE de vétiver + 1 goutte d'HE d'arbre à thé.	100

Cheveux/solaire

Se reporter impérativement aux recettes

TYPES DE SOINS	SOINS	INGRÉDIENTS	PAGE
Chute de cheveux	Huile anti-chute	10 gouttes d'HE de genévrier + 10 gouttes d'HE d'ylang-ylang + 20 gouttes d'HE de romarin + 40 ml d'HV de macadamia.	50
	Shampoing anti-chute	5 gouttes d'HE de romarin + 2 gouttes d'HE de sauge sclarée + 1 noix de shampoing.	86
Soin spécifique cuir chevelu	Shampoing cuir chevelu sec et sensible	5 gouttes d'HE de bois de rose + 1 cuil. à café de shampoing doux.	30
Cheveux blonds	Shampoing éclaircissant	35 gouttes d'HE de camomille + 100 ml de shampoing.	32
Cheveux gras	Shampoing équilibrant	1 goutte d'HE de bergamote + 1 noisette de shampoing.	28
Cheveux secs	Masque hydratant	2 gouttes d'extrait de vanille + 1 cuil. à soupe d'HV de macadamia.	98
Cheveux ternes	Masque éclat	10 gouttes d'HE de thym à thymol + 2 cuil. à soupe d'HV de camélia + 1 cuil. à soupe d'HV de ricin.	96
Traitement anti-poux	Shampoing anti-poux	10 gouttes d'HE d'arbre à thé + 10 gouttes d'HE de lavande vraie + flacon de shampoing.	24
Solaire	Huile anti-coup de soleil	5 gouttes d'HE de lavande fine + ½ cuil. à café d'HV de macadamia ou de noyau d'abricot.	60
		60 gouttes d'HE de niaouli + 60 gouttes d'HE de lavande fine + 25 ml d'HV de calendula ou de rose musquée.	72

Bien-être

Se reporter impérativement aux recettes

TYPES DE SOINS	SOINS	INGRÉDIENTS	PAGE
Piqûres d'insectes	Solution anti-moustiques	10 gouttes d'HE de citronnelle de Java + 10 gouttes d'HE de géranium rosat.	40
	Solution anti-piqûres d'insectes	10 gouttes d'HE de lavandin abrial + 10 gouttes d'HE de lavande fine + 5 gouttes d'HE de menthe poivrée + 5 gouttes d'HE d'arbre à thé.	62
Anxiété – nervosité	Bain relaxant	5 gouttes d'HE de lavande fine+ 8 gouttes d'HE de camomille noble + 5 gouttes d'HE de marjolaine à coquilles + 1 cuil. à soupe de base neutre pour le bain.	60
		5 gouttes d'HE de mandarine + 5 gouttes d'HE de lavande fine + 5 gouttes d'HE de bergamote + 5 gouttes d'HE d'orange douce + 1 cuil. à soupe de base neutre pour le bain.	64
	Massage apaisant	95 gouttes d'HE de lavande fine + 30 gouttes d'HE de camomille noble + 30 gouttes d'HE d'orange douce + 50 ml d'HV de macadamia ou d'amande douce.	60
	Massage anti-anxiété	5 gouttes d'HE de mandarine + 1 cuil. à café d'HV d'amande douce ou de noyau d'abricot.	64
	Massage détente	10 gouttes d'HE de géranium rosat + 10 gouttes d'HE de bois de rose + 10 gouttes d'HE de lavande fine + 50 ml d'HV de noisette.	52
		10 gouttes d'extrait de vanille + 5 gouttes d'HE de lavande fine + 20 ml d'HV de germe de blé.	98
	Diffusion apaisante	10 gouttes d'HE d'ylang-ylang + 5 gouttes d'HE de petitgrain bigarade.	102
	Diffusion anti-nervosité	10 gouttes d'HE de bergamote + 50 ml d'eau de fleur d'oranger + 50 ml d'eau florale de menthe verte.	28
	Cuillerée apaisante	2 gouttes d'HE d'orange douce + ½ cuil. à café de miel ou mie de pain.	74
	Cuillerée anti-nervosité	4 gouttes d'HE de bergamote dans ½ cuil. à café de miel.	28

Bien-être

Se reporter impérativement aux recettes

TYPES DE SOINS	SOINS	INGRÉDIENTS	PAGE
Anxiété – nervosité de l'enfant	Cuillerée détente de l'enfant de + de 3 ans	1 goutte d'HE de mandarine + 1 goutte d'HE d'orange douce + 1 compote ou 1 yaourt.	64
	Bain apaisant pour enfant de + de 3 ans	5 gouttes d'HE de petitgrain bigarade + 1 cuil. à soupe de base neutre pour le bain.	80
	Massage apaisant pour enfant	4 gouttes d'HE de lavande fine + 3 gouttes d'HE de camomille noble + 50 ml d'HV d'amande douce.	60
	Inhalation apaisante pour enfant	1 goutte d'HE de lavande fine sur un mouchoir.	60
Stress	Massage anti-douleurs abdominales liées au stress	8 gouttes d'HE de marjolaine à coquilles + 80 gouttes d'HV de macadamia ou de noisette.	66
	Massage anti-stress	3 gouttes d'HE de camomille romaine + 5 gouttes d'HV de macadamia ou d'amande douce.	32
	Massage relaxant	2 gouttes d'HE d'ylang-ylang.	102
	Application anti-stress	1 goutte d'HE de marjolaine à coquilles.	66
	Diffusion anti-stress	5 gouttes d'HE de petitgrain bigarade + 5 gouttes d'HE d'orange douce + 5 gouttes d'HE de mandarine.	80
		2 gouttes d'extrait de vanille + 2 gouttes d'HE de bergamote + 2 gouttes d'HE de lavande + 2 gouttes d'HE d'ylang-ylang.	98
Fatigue	Bain anti-fatigue	10 gouttes d'HE de menthe poivrée + 10 gouttes d'HE de romarin + 1 cuil. à soupe de base neutre pour le bain.	68
		20 gouttes d'HE de romarin + 1 cuil. à soupe de base neutre pour le bain.	86
		20 gouttes d'HE de sapin baumier + 1 cuil. à soupe de base neutre pour le bain.	88

TYPES DE SOINS	SOINS	INGRÉDIENTS	PAGE
Fatigue	Bain anti-fatigue	20 gouttes d'HE de pin sylvestre + 1 cuil. à soupe de base neutre pour le bain.	82
	Massage anti-coup de fatigue	30 gouttes d'HE de bois de rose + 30 gouttes d'HE de romarin officinal + 30 gouttes d'HE de ravintsara + 100 ml d'HV de macadamia ou de noyau d'abricot.	30
	Massage anti-coup de pompe	10 gouttes d'HE de sarriette des montagnes + 50 ml d'HV d'amande douce, de germe de blé ou de noyau d'abricot.	90
	Massage anti-fatigue saisonnière	20 gouttes d'HE de petitgrain bigarade + 10 gouttes d'HE de lavande fine + 20 ml d'HV de bourrache.	80
	Massage anti-fatigue physique	30 gouttes d'HE de romarin + 30 gouttes d'HE de bois de rose + 30 gouttes d'HE de menthe poivrée + 100 ml d'HV de macadamia ou d'amande douce.	86
	Massage stimulant des défenses immunitaires	20 gouttes d'HE de pin sylvestre + 10 gouttes d'HE de ravintsara + 20 ml d'HV de germe de blé ou de sésame.	82
	Diffusion anti-coup de pompe	2 gouttes d'HE de cannelle de Ceylan + 10 gouttes d'HE de mandarine.	34
	Diffusion anti-fatigue intellectuelle	5 gouttes d'HE de pamplemousse + 5 gouttes d'HE de citron jaune + 5 gouttes d'HE de menthe poivrée.	78
	Inhalation anti-coup de fatigue	3 gouttes d'HE de basilic commun sur un mouchoir.	26
	Inhalation anti-fatigue	2 gouttes d'HE de pamplemousse sur un mouchoir.	78
	Cuillerée anti-fatigue	1 goutte d'HE de citron jaune dans 1 cuil. à café de miel, 3 fois par jour en cure de 2 ou 3 semaines.	38
Troubles circulatoires	Bains anti-jambes lourdes	15 gouttes d'HE de cyprès + 10 gouttes d'HE de citron jaune + 10 gouttes d'HE de romarin officinal + 50 ml de base neutre pour le bain.	42

Bien-être

Se reporter impérativement aux recettes

TYPES DE SOINS	SOINS	INGRÉDIENTS	PAGE
Troubles circulatoires	Massage anti-jambes lourdes	10 gouttes d'HE de romarin + 1 cuil. à soupe d'HV de germe de blé ou d'amande douce.	86
		50 gouttes d'HE de vétiver + 50 ml d'HV de germe de blé ou de macadamia.	100
	Massage anti-varices	30 gouttes d'HE de cyprès + 20 gouttes d'HE de lavandin + 30 ml d'HV de macadamia.	42
	Massage tonifiant des parois veineuses	70 gouttes d'HE d'hélicryse italienne + 20 ml d'HV d'arnica.	56
	Huile anti-hémorroïdes	50 gouttes d'HE de myrte rouge + 50 ml d'HV de millepertuis.	70
Sommeil	Bain anti-réveils nocturnes	10 gouttes d'HE de vétiver + 10 gouttes d'HE de lavande fine + 1 cuil. à soupe de base neutre pour le bain.	100
	Bain anti-troubles du sommeil	4 gouttes d'HE de bergamote + 4 gouttes d'HE de basilic commun + 4 gouttes d'HE d'orange douce + 4 gouttes d'HE de mandarine + 1 cuil. à soupe de base neutre pour le bain.	28
	Massage anti-insomnies	5 gouttes d'HE de basilic commun + 6 gouttes d'HE d'orange douce + 2 cuil. à soupe d'HV d'amande douce ou de noyau d'abricot.	26
	Diffusion anti-troubles du sommeil	5 gouttes d'HE de marjolaine à coquilles + 5 gouttes d'HE de bois de rose.	66
	Diffusion apaisante	4 gouttes d'HE de lavandin abrial + 4 gouttes d'HE de mandarine ou d'orange douce.	62
		10 gouttes d'HE de bergamote + 50 ml d'eau de fleur d'oranger + 50 ml d'eau florale de menthe verte.	28
		10 gouttes d'HE d'orange douce + 10 gouttes d'HE de mandarine + 10 gouttes d'HE de bergamote + 10 gouttes d'HE de petitgrain ou d'ylang-ylang.	74

TYPES DE SOINS	SOINS	INGRÉDIENTS	PAGE
Sommeil	Cuillerée sédative	3 gouttes d'HE de petitgrain bigarade + 3 gouttes d'HE de bergamote + 3 gouttes d'HE de marjolaine à coquilles + ½ cuil. à café de miel.	80
	Cuillerée contre les difficultés d'endormissement	2 gouttes d'HE de petitgrain bigarade + ½ cuil. à café de miel.	80
	Tisane sédative	4 gouttes d'HE d'orange douce + ½ cuil. à café de miel + tisane détente.	74
Sexualité	Bain baisse de libido	10 gouttes d'HE d'origan vert + 1 cuil. à soupe de base neutre pour le bain.	76
	Cuillerée anti-baisse de libido	2 gouttes d'HE de cannelle de Ceylan + 2 gouttes d'HE de gingembre + 2 gouttes d'HE d'ylang-ylang + ½ cuil. à café de miel.	34
		2 gouttes d'extrait de vanille + 1 goutte d'HE de cannelle de Ceylan + ½ cuil. à café de miel.	98
Troubles féminins	Massage anti-bouffées de chaleur	10 gouttes d'HE de cyprès + 10 gouttes d'HE de genévrier + 40 ml d'HV de macadamia.	42
	Tisane confort urinaire	1 goutte d'HE de niaouli + 2 gouttes d'HE de citron jaune + 1 cuil. à café de miel + tisane diurétique.	72
	Cuillerée anti-infection urinaire	1 goutte d'HE de sarriette des montagnes + ½ cuil. à café de miel ou 1 sucre.	90
	Troubles de la ménopause	50 gouttes d'HE de sauge sclarée + 50 gouttes d'HE de camomille romaine.	92
	Règles douloureuses et trop abondantes	50 gouttes d'HE de sauge sclarée + 25 ml d'HV de germe de blé ou d'amande douce.	92
Mal des transports	Cuillerée anti-nausées dues au mal des transports	1 goutte d'HE de menthe poivrée + ½ cuil. à café de miel.	68
		1 goutte d'HE de citron jaune + 1 sucre ou 1 cuil. à café de miel.	38
Assainissement de l'air ambiant	Diffusion assainissante	20 gouttes d'HE de citron jaune.	38

Bien-être

Se reporter impérativement aux recettes

TYPES DE SOINS	SOINS	INGRÉDIENTS	PAGE
Coupe-faim	Massage coupe-grignotage	3 gouttes d'HE de marjolaine à coquilles + 3 gouttes d'HE de camomille romaine.	66
Problèmes digestifs	Infusion anti-crampes d'estomac	2 à 4 gouttes d'HE de basilic commun + 250 ml d'eau tiède.	26
	Massage anti-crampes d'estomac	50 gouttes d'HE de menthe poivrée + 50 ml d'HV de macadamia ou de noyau d'abricot.	68
		60 gouttes d'HE d'orange douce + 60 gouttes d'HE de lavande fine + 60 ml d'HV de camomille.	74
	Tisane digestion difficile	1 goutte d'HE de basilic commun + 1 goutte d'HE de citron jaune + 1 goutte d'HE de menthe poivrée + miel + tisane.	26
	Cuillerée digestion difficile	1 goutte d'HE de mandarine + ½ cuil. à café de miel.	64
		2 gouttes d'HE de marjolaine à coquilles + ½ cuil. à café de miel ou d'HV d'olive.	66
	Cuillerée anti-troubles digestifs	1 goutte d'HE de citron jaune + 1 goutte d'HE de menthe poivrée + mie de pain ou sucre.	38
	Massage anti-spasmes digestifs	15 gouttes d'HE de ciste ladanifère + 30 gouttes d'HE de basilic commun + HV de noyau d'abricot.	36
	Cuillerée coupe-hoquet	2 gouttes d'HE de mandarine + 1 cuil. à café de miel.	64
		1 goutte d'HE de basilic commun + ½ cuil. à café de miel.	26
Démangeaisons	Huile anti-démangeaisons	3 gouttes d'HE de menthe poivrée + 8 gouttes d'HV de calendula ou d'amande douce.	68
		15 gouttes d'HE de vétiver + 15 ml d'HV de macadamia.	100
Détox	Infusion détox	1 goutte d'HE de thym à thymol + 2 gouttes d'HE de citron jaune + 1 cuil. à soupe de miel + infusion de thym.	96
Vertiges	Cuillerée anti-vertiges	2 gouttes d'HE de marjolaine à coquilles + 2 gouttes d'HE de menthe poivrée + ½ cuil. à café de miel.	66

Santé

Se reporter impérativement aux recettes

TYPES DE SOINS	SOINS	INGRÉDIENTS	PAGE
Hygiène bucco-dentaire	Bain de bouche haleine fraîche	1 goutte d'HE de basilic commun + ½ verre d'eau.	26
		2 gouttes d'HE de menthe poivrée + ½ verre d'eau.	68
	Bain de bouche purifiant	2 gouttes d'HE de clou de girofle + 1 verre d'eau.	54
Infections bucco-dentaires	Massage anti-mal de dents	2 gouttes d'HE de clou de girofle + 2 gouttes d'HE de menthe poivrée + 1 cuil. à café d'HV de pépins de raisin.	54
	Huile anti-abcès dentaire	1 goutte d'HE de clou de girofle + 2 gouttes d'HV de pépins de raisin.	54
	Solution anti-herpès labial	1 goutte d'HE de thym à thymol + 5 gouttes d'HV de pépins de raisin.	96
	Application anti-aphtes	1 goutte d'HE d'arbre à thé + 1 goutte d'HE de laurier noble.	24
	Solution anti-gingivite	2 gouttes d'HE de camomille romaine + 2 gouttes d'HV de sésame.	32
		1 goutte d'HE de clou de girofle + 1 goutte d'HE de laurier noble + 1 goutte d'HE de niaouli + 2 gouttes d'HV de pépins de raisin.	54
Infections des voies respiratoires et des bronches	Bain anti-coup de froid	10 gouttes d'HE d'eucalyptus radié + 10 gouttes d'HE d'arbre à thé + 1 cuil. à soupe de base neutre pour le bain.	46
	Bain anti-grippe	20 gouttes d'HE de niaouli + 1 cuil. à soupe de base neutre pour le bain.	72
	Bain anti-trachéite	20 gouttes d'HE de myrte rouge + 1 cuil. à soupe de base neutre pour le bain.	70
	Massage hivernal	10 gouttes d'HE d'eucalyptus radié + 10 gouttes d'HE de ravintsara + 3 gouttes d'HE de marjolaine à coquilles + 3 gouttes d'HE de niaouli + 3 gouttes d'HE de thym + 30 ml d'HV d'amande douce ou de noyau d'abricot.	46
	Massage prévention des infections des bronches	15 gouttes d'HE de myrte rouge + 15 gouttes d'HE de ravintsara + 28 gouttes d'HE de sapin baumier + 50 ml d'HV de macadamia.	70

Santé

Se reporter impérativement aux recettes

TYPES DE SOINS	SOINS	INGRÉDIENTS	PAGE
Infections des voies respiratoires et des bronches	Massage anti-infections des voies respiratoires et maux de gorge	4 gouttes d'HE d'arbre à thé + 5 ml d'HV de macadamia ou d'amande douce.	24
	Massage anti-infection des voies respiratoires	20 gouttes d'HE de sapin baumier + 10 gouttes d'HE d'eucalyptus radié + 20 ml d'HV de germe de blé ou d'amande douce.	88
	Massage en cas de crise d'asthme	5 gouttes d'HE de thym à thymol + 10 gouttes d'HE de myrte rouge + 10 gouttes d'HE de pin sylvestre + 15 gouttes d'HE de sapin baumier + 10 gouttes d'HE de niaouli + 50 ml d'HV d'amande douce ou de germe de blé.	96
	Diffusion anti-infections des voies respiratoires	5 gouttes d'HE de pin sylvestre + 5 gouttes d'HE de citron jaune ou de lavande fine.	82
	Diffusion antivirus	15 gouttes d'HE de myrte rouge + 10 gouttes d'HE de lavande fine.	70
	Diffusion anti-rhinite et sinusite	5 gouttes d'HE d'eucalyptus radié + 5 gouttes d'HE de sapin baumier + 5 gouttes d'HE de citron jaune + 5 gouttes d'HE de pin sylvestre ou de lavande.	46
	Diffusion anti-sinusite chronique	10 gouttes d'HE de pin sylvestre + 10 gouttes d'HE d'eucalyptus radié.	82
	Inhalation prévention des virus hivernaux	3 gouttes d'HE de térébenthine + 2 gouttes d'HE de thym à thymol + eau très chaude.	94
	Inhalation contre l'état grippal	Quelques gouttes d'HE d'arbre à thé + eau très chaude.	24
	Inhalation contre le rhume	3 gouttes d'HE de niaouli + eau très chaude.	72
		10 gouttes d'HE de sapin baumier + eau très chaude.	88

TYPES DE SOINS	SOINS	INGRÉDIENTS	PAGE
Infections des voies respiratoires et des bronches	Inhalation contre le rhume	2 gouttes d'HE de lavandin abrial + eau très chaude.	62
	Inhalation anti-nez bouché	2 ou 3 gouttes d'HE d'arbre à thé + 2 ou 3 gouttes d'HE de pin sylvestre + 2 ou 3 gouttes d'HE d'eucalyptus mentholé sur un mouchoir.	24
		10 gouttes d'HE d'eucalyptus radié + 10 gouttes d'HE de lavande + 10 gouttes d'HE de menthe poivrée + 5 gouttes d'HE de thym vulgaire + un mouchoir.	46
	Inhalation anti-sinusite	2 gouttes d'HE d'eucalyptus globuleux + 2 gouttes d'HE de ravintsara + 2 gouttes d'HE de camomille + 2 gouttes d'HE de lavande + un bol d'eau.	44
	Inhalation anti-rhinite	10 gouttes d'HE de pin sylvestre + eau très chaude.	82
	Cuillerée anti-coup de froid	2 gouttes d'HE de clou de girofle + ½ cuil. à café de miel.	54
		2 gouttes d'HE de ravintsara + 2 gouttes d'HE de citron jaune + 1 cuil. à café de miel.	84
	Boisson anti-coup de froid	2 gouttes d'HE de cannelle de Ceylan dans un grog ou citron pressé chaud.	34
	Cuillerée ou tisane prévention des affections hivernales	1 goutte d'HE d'eucalyptus globuleux + ½ cuil. à café de miel ou 1 tisane.	44
	Cuillerée anti-infections des voies respiratoires	1 goutte d'HE de pin sylvestre + ½ cuil. à café de miel.	82
	Cuillerée contre les état fiévreux	2 gouttes d'HE d'eucalyptus radié + ½ cuil. à café de miel.	46
	Cuillerée anti-grippe, angine, rhume	2 gouttes d'HE de laurier noble sur 1 sucre ou dans ½ cuil. à café de miel.	58

Santé

Se reporter impérativement aux recettes

TYPES DE SOINS	SOINS	INGRÉDIENTS	PAGE
Infections des voies respiratoires et des bronches	Cuillerée anti-bronchite - quintes de toux	1 goutte d'HE de cyprès + 1 goutte d'HE de thym vulgaire + 1 cuil. à café de miel.	42
	Cuillerée anti-bronchite	2 gouttes d'HE de sapin baumier + ½ cuil. à café de miel ou sucre.	88
	Tisane anti-angine	2 gouttes d'HE de thym à thymol + 1 cuil. à café de miel + infusion de thym.	96
	Gargarisme anti-angine	60 gouttes d'HE d'origan vert + 60 gouttes d'HE d'arbre à thé + 60 gouttes d'HE de cannelle de Ceylan + 60 gouttes d'HE de citron jaune + 60 ml de teinture-mère de calendula.	76
	Infusion anti-état grippal avec courbatures	10 gouttes d'HE de clou de girofle + ½ l d'eau en ébullition + 2 gouttes d'HE de cannelle de Ceylan.	54
	Infusion anti-gorge irritée	2 gouttes d'HE d'origan vert + 2 gouttes d'HE de citron jaune + miel + infusion de camomille.	76
	Grog anti-grippe	1 goutte d'HE d'eucalyptus globuleux + 1 goutte d'HE de cannelle de Ceylan + 1 goutte d'HE de géranium rosat + 1 goutte d'HE de clou de girofle + 1 goutte d'HE de citron jaune + miel + eau chaude.	44
	État grippal avec courbatures	10 clous de girofle + 1/2 l d'eau + 2 gouttes d'HE de cannelle de Ceylan + miel.	34
	Sirop contre la bronchite	25 gouttes d'HE de myrte rouge + 25 gouttes d'HE d'eucalyptus globuleux + 10 gouttes d'HE de pin sylvestre + 10 gouttes d'HE de ravintsara + 250 ml de sirop de fleurs pectorales.	70
Douleurs diverses	Huile de massage anti-articulations "rouillées"	25 gouttes d'HE de térébenthine officinale + 25 gouttes d'HE de genévrier + 25 gouttes d'HE de romarin + 50 ml d'HV d'arnica.	94
	Massage douleurs articulaires	100 gouttes d'HE de laurier noble + 100 ml d'HV de macadamia ou d'arnica.	58
	Bain anti-douleurs musculaires ou articulaires	20 gouttes d'HE de genévrier + 1 cuil. à soupe de base neutre pour le bain.	50

TYPES DE SOINS	SOINS	INGRÉDIENTS	PAGE
Douleurs diverses	Douleurs musculaires	50 gouttes d'HE de gaulthérie + 50 ml d'HV d'arnica.	48
	Bain anti-douleurs	10 gouttes d'HE de citronnelle de Java + 10 gouttes d'HE de romarin + 1 cuil. à soupe de base neutre pour le bain.	40
	Massage anti-courbatures	40 gouttes d'HE de ravintsara + 20 gouttes d'HE de camomille romaine + 50 ml d'HV d'arnica.	84
	Massage anti-contracture musculaire	15 gouttes d'HE de laurier noble + 5 gouttes d'HE de romarin + 5 gouttes d'HE de citronnelle de Java + 20 ml d'HV d'amande douce ou de calophylle.	58
		30 gouttes d'HE de lavandin abrial + 20 ml d'HV d'arnica.	62
	Massage prévention des contractures musculaires	12 gouttes d'HE de gaulthérie + 12 gouttes d'HE de romarin + 6 gouttes d'HE de lavande + 6 gouttes d'HE de menthe poivrée + 30 gouttes d'HV d'arnica.	48
	Massage élongation musculaire	2 gouttes d'HE d'hélicryse italienne + 2 gouttes d'HE de gaulthérie + 1 gouttes d'HE de lavande fine.	56
	Massage anti-crampes	20 gouttes d'HE de gaulthérie + 10 gouttes d'HE de lavandin + 40 ml d'HV de macadamia ou d'amande douce.	48
	Massage entorse	1 goutte d'HE de laurier noble + 1 goutte d'HE de gaulthérie + 1 goutte d'HV de calophylle ou d'arnica.	58
	Cataplasme mal au dos	4 gouttes d'HE de térébenthine + 5 gouttes d'HE de gaulthérie + 5 gouttes d'HE de pin sylvestre + 6 cuil. à soupe d'argile en poudre + eau.	94
	Friction contre la raideur de la nuque	20 gouttes d'HE de ravintsara + 10 gouttes d'HE de lavande fine + 5 gouttes d'HE de camomille romaine + 25 ml d'HV d'arnica ou de millepertuis.	84

Santé

Se reporter impérativement aux recettes

TYPES DE SOINS	SOINS	INGRÉDIENTS	PAGE
Douleurs diverses	Massage anti-maux de tête occasionnels	1 goutte d'HE de menthe poivrée.	68
	Massage anti-arthrose	9 gouttes d'HE de gaulthérie + 6 gouttes d'HE d'hélichryse italienne + 6 gouttes d'HE de laurier noble + 30 ml d'HV d'arnica.	48
	Massage anti-rhumatismes	35 gouttes d'HE de sapin baumier + 70 gouttes d'HE de gaulthérie couchée + 35 gouttes de laurier noble + 70 gouttes d'HE d'estragon + 5 ml d'HV de noisette ou de germe de blé.	88
	Massage anti-sciatique	10 gouttes d'HE de gaulthérie + 10 gouttes d'HE de romarin + 50 gouttes d'HV d'arnica.	48
	Massage anti-tendinite	2 gouttes d'HE de citronnelle de Java + ½ cuil. à café d'HV de noisette ou d'HV d'arnica.	40
		150 gouttes d'HE d'hélichryse italienne + 30 ml d'HV d'arnica.	56
	Massage anti-torticolis	15 gouttes d'HE d'eucalyptus globuleux + 15 gouttes d'HE de camomille romaine + 15 gouttes d'HE de gaulthérie + 50 ml d'HV de millepertuis.	44
Brûlures	Application locale anti-brûlure	1 ou 2 gouttes d'HE de lavandin abrial.	62
	Huile prévention brûlures radiothérapie (après avis médical)	100 gouttes d'HE de niaouli + 100 ml d'HV de calendula. Quelques gouttes en application locale.	72
Problèmes dermatologiques	Massage anti-pied d'athlète	20 gouttes d'HE de citronnelle de Java + 30 gouttes d'HE de vétiver + 50 gouttes d'HV de calophylle.	40
	Huile anti-mycose et pied d'athlète	25 gouttes d'HE de sarriette des montagnes + 25 ml d'HV de calendula ou de macadamia. En application locale.	90
	Cocktail anti-verrues	10 gouttes d'HE de sarriette des montagnes + 10 gouttes d'HE de cannelle de Ceylan + 10 gouttes d'HE de citron jaune + 10 gouttes d'HE d'arbre à thé.	90

TYPES DE SOINS	SOINS	INGRÉDIENTS	PAGE
Saignement de nez	Solution anti-saignement de nez	2 gouttes d'HE de ciste ladanifère + mèche de coton.	36
Petite coupure	Solution anti-coupure	Quelques gouttes d'HE de ciste ladanifère + mèches coton.	36
Hématome	Solution anti-hématome	2 gouttes d'HE d'hélichryse italienne.	56
Problèmes intestinaux	Massage anti-constipation	8 gouttes d'HE de térébenthine + 8 gouttes d'HE de basilic commun + 8 gouttes d'HE de bois de rose + 8 gouttes d'HE de marjolaine + 15 ml d'HV de noisette ou d'amande douce.	94
	Potion anti-candidose intestinale (sur avis médical)	30 gouttes d'HE d'origan vert + 30 gouttes d'HE d'arbre à thé + 30 gouttes d'HE de cannelle de Ceylan + 30 gouttes d'HE de lavande + 50 ml d'HV de pépins de raisin.	76
	Cuillerée contre les colites	1 goutte d'HE de laurier noble + 1 goutte d'HE de gingembre + ½ cuil. à café de miel ou mie de pain.	58
	Traitement anti-diarrhées	1 goutte d'HE de cannelle de Ceylan + 1 cuil. à café de miel ou 1 verre d'eau chaude + friction avec 1 goutte d'HE de cannelle de Ceylan + ½ cuil. à café d'HV d'amande douce ou de germe de blé.	34
	Cuillerée anti-diarrhées bactériennes	2 gouttes d'HE d'origan vert + ½ cuil à café de miel ou mie de pain.	76
	Cuillerée prévention des infections et des parasites	1 goutte d'HE de sarriette des montagnes + riz ou pâtes ou mie de pain.	90
Infections	Massage anti-zona	40 gouttes d'HE de ravintsara + 40 gouttes d'HE d'arbre à thé + 40 gouttes d'HE de cyprès + 40 gouttes d'HE de lavande fine + 40 gouttes d'HE de niaouli + 40 gouttes d'HE de vétiver + 200 ml d'HV de camomille ou de calendula.	84

Glossaire

A

Allergène : substance provoquant 1 allergie.

Aménorrhée : absence de flux menstruel.

Analgésique : qui prévient, diminue ou élimine la douleur.

Anesthésiant : qui fait perdre toute sensibilité à la douleur de façon transitoire.

Anti-anémique : qui favorise la production de globules rouges.

Antifongique : qui empêche le développement de champignons.

Anti-inflammatoire : qui calme l'inflammation et la douleur.

Antioxydant : qui lutte contre l'action des radicaux libres responsables du vieillissement des cellules.

Antiseptique : qui détruit les microbes et empêche leur développement.

Antispasmodique : qui diminue les spasmes et les contractures musculaires.

Antisudorifique : qui réduit la production de sueur.

Antitussif : qui calme la toux.

Antiviral : qui réduit l'action et le développement des virus.

Anxiolytique : apaise l'anxiété et l'angoisse.

Aromacologie : étude de l'influence des huiles essentielles sur le psychisme.

Aromatogramme : méthode qui permet d'étudier la sensibilité des germes aux huiles essentielles afin de sélectionner la plus adaptée pour un traitement. C'est le parallèle de l'antibiogramme pour les antibiotiques.

Asthénie : affaiblissement de l'état général ou des fonctions d'un organe.

Astringent : qui favorise le raffermissement des tissus et favorise la cicatrisation.

B-C

Bactéricide : qui tue les bactéries.

Carminatif : qui favorise l'élimination et réduit les gaz intestinaux.

Cataplasme : préparation médicinale, souvent chaude à appliquer sur les zones douloureuses.

Chémotype : cartographie biochimique d'une huile essentielle.

Cholagogue : qui active et favorise l'évacuation de la bile.

Cholérétique : qui stimule la sécrétion de la bile.

Cholestérolémie : taux de cholestérol dans le sang.

Colite : inflammation du colon.

Cuil. à café : cuillerée à café

Cuil. à soupe : cuillerée à soupe

Cystite : inflammation de la vessie.

D

Dépuratif : qui favorise l'élimination des toxines et des déchets de l'organisme.

Dermocaustique : agressif pour la peau et les muqueuses.

Détoxifiant : chasse les toxines de l'organisme.

Diurétique : qui augmente la sécrétion de l'urine favorisant ainsi l'élimination des déchets contenus dans le sang.

Dyspepsie : digestion difficile et parfois douloureuse.

E-F

Eczéma : trouble cutané avec apparition de rougeurs, de boutons et croûtes.

Emménagogue : qui favorise ou régularise le flux menstruel.

Erythème : coup de soleil.

Eupeptique : qui stimule l'appétit et facilite la digestion.

Expectorant : qui favorise l'évacuation par la bouche des sécrétions encombrant les voies respiratoires.

Fébrifuge : qui combat la fièvre.

H

Hémostatique : qui arrête l'écoulement du sang.

Holistique : approche qui considère l'individu comme étant un tout.

HE : huile essentielle

HV : huile végétale

Hypotenseur : abaisse la tension artérielle.

I

Immunostimulant : qui active ou augmente les capacités de l'organisme à lutter contre les bactéries, les virus et les champignons.

Inappétence : manque d'appétit.

Inhibiteur : qui empêche un processus de se dérouler.

L-M-N

Laxatif : qui favorise l'évacuation des selles.

Lipophile : qui présente une affinité particulière avec les huiles.

Mucolytique : qui dissout et fluidifie les sécrétions bronchiques.

Neurotonique : énergisant puissant mais non excitant.

P-R

Phlébite : inflammation d'une veine.

Photosensibilisant : qui augmente la sensibilité de la peau au soleil.

Psoriasis : affection de la peau avec apparition de rougeurs, squames blanchâtres sèches et friables.

Répulsif : qui fait fuir les insectes.

Glossaire (suite)

S

Séborrhée : sécrétion excessive des glandes sébacées.

Sédatif : qui diminue l'activité nerveuse, la douleur ou l'excitation d'un organe.

Ssp : abréviation de subspecies qui signifie « sous-espèce ».

Stomachique : qui facilite la digestion gastrique.

Syn. : synonyme.

T-V

Tonicardiaque : qui favorise l'activité cardiaque.

Var. : variante.

Vasoconstricteur : qui diminue le calibre des vaisseaux sanguins et améliore la circulation veineuse.

Vasodilatateur : qui augmente le calibre des vaisseaux sanguins.

Vermifuge : qui provoque l'expulsion des vers.

Z

Zona : affection cutanée causée par un virus (herpès) avec éruption de vésicules sur le trajet de certains nerfs.

Bibliographie

L'aromathérapie - Se soigner par les huiles essentielles
Dr Jean Valnet
Le Livre de Poche

Huiles Essentielles leurs vertus bienfaisantes
Pierre Vican
Presse du Châtelet

Le guide marabout des huiles essentielles – se soigner par l'aromathérapie au quotidien
Fabienne Millet
Marabout

L'aromathérapie Santé et bien-être par les huiles essentielles
Nelly Grosjean
Albin Michel

Le guide de l'olfactothérapie – les huiles essentielles pour soigner notre corps et accompagner nos émotions
Guillaume Gérault, Jean-Charles Sommerard, Catherine Béhar et Ronald Mary
Albin Michel

Carnet d'adresses

Pharmacie Centrale
48, rue de la République
06600 Antibes
04 93 34 00 23

Pharmacie du Pilori
6, place du Pilori
49000 Angers
02 41 87 49 59

Pharmacie de la Porte du Pin
1, cours du 14 juillet
47000 Agen
05 53 48 21 80

Pharmacie du Musée
21, rue Duffour-Dubergier
33000 Bordeaux
05 56 52 98 27

Pharmacie Croix-Dampierre
1, avenue du Président-Roosevelt
51000 Chalons en Champagne
03 26 21 90 00

Pharmacie de la Marine
5-7-9, rue Emmanuel-Liais
50100 Cherbourg
02 33 53 03 67

Pharmacie du Cygne
31, rue des Têtes
68000 Colmar
03 89 41 30 09

Pharmacie Casetta
33, rue Faidherbe
59000 Lille
03 20 06 16 31

Grande Pharmacie Lyonnaise
22, rue de la République
69002 Lyon
04 72 56 44 00

Pharmacie herboristerie du Père Blaize
4, rue Meolan
13001 Marseille
04 91 54 04 01

Star-Pharmacie
6, rue Enclos-Fermaud
34000 Montpellier
09 81 29 05 59

Pharmacie du Théâtre
1, place Graslin
44000 Nantes
02 40 69 35 14

Pharmacie Bilgraer
82, av. Charles-de-Gaulle
92200 Neuilly-sur-Seine
01 46 24 04 06

Herboristerie du Palais-Royal
11, rue des Petits-Champs
75001 Paris
01 42 97 54 68

Parapharmacie de l'Europe
46, rue d'Amsterdam
75009 Paris
01 40 16 91 17

Pharmacie Basire
143, rue de la Pompe
75116 Paris
01 47 27 88 49

Pharmacie des Buttes-Chaumont
94, avenue Jean-Jaurès
75019 Paris
01 42 40 59 52

Pharmacie du Pont D'en Vestit
1, rue des Augustins
66000 Perpignan
04 68 34 47 27

Pharmacie de l'Homme de Fer
2, place de l'Homme-de-Fer
67000 Strasbourg
03 88 32 55 55

Crédits

Couverture : haut : Fotolia/Dusk, **bas gauche :** Cosbionat, **bas droit:** Fotolia/JPC-PROD.

Photographies © Laboratoire Cosbionat.
Sauf : p. 10 Fotolia/Unclesam ; **p. 16** Fotolia/dusk ; **p.47** Shutterstock/LianeM ; **p. 49** Fotosearch ; **p. 55** Masterfile ; **p. 71** 123-RF/Tamara Kulikova ; **p. 89** Fotolia/Daniel Bujack.

Remerciements à l'équipe « Docteur Valnet », et tout particulièrement à Marie-Thé Tiphaigne et Michel Morineau.

Direction d'édition : Thierry Lamarre
Responsable d'édition : Adeline Lobut
Correction-révision : Isabelle Misery
Textes : Sylvie Charier
Recherche documentaire : Piedad Gines
Conception graphique et mise en pages : Either studio
Couverture : Either studio

Éditions Marie Claire
Publiées par Société d'Information et de Créations - SIC
Une société de Marie Claire Album
10, bd des Frères-Voisin 92792 Issy-Les-Moulineaux CEDEX 9 - France
Tél. 01 41 46 88 88
RCS Nanterre 302 114 509
SARL au capital de 3.822.000 euros

ISBN : 978-2-84831-550-8
N° Éditeur : 38369
Imprimé par G. Canale & C., Bucarest (Roumanie)
Dépôt légal : septembre 2013

www.editionsmarieclaire.com